La cura

DETOX

Más que una moda, una
práctica saludable

Eva Notario Pardo

Foto de portada: silviarita.

Advertencia: la autora de este libro exime toda responsabilidad derivada de una eventual incorrecta comprensión de los consejos que aparecen en este libro, cuya finalidad es meramente informativa. En ningún caso se pretende diagnosticar, tratar o curar ninguna enfermedad, así como sustituir o excluir cualquier consejo o tratamiento médico o farmacéutico.

A todas aquellas personas
que deseen tomar las riendas
de su propia salud.

Índice

Introducción

Parece que el concepto de cura DETOX acabe de salir a la luz y que se trate de algo muy *hype* y vanguardista. Nada más lejos de la realidad. Las curas DETOX son tan antiguas como la humanidad misma, ya que en la mayoría de religiones y culturas existe esta relación con la alimentación y las restricciones, como la cuaresma o el ramadán. Pero estas prácticas no son más que el recuerdo de aquel tiempo en el que la tierra ofrecía pocas frutas y verduras, antes de comenzar la primavera, cuando las reservas del invierno se habían acabado y la tierra no había dado aún sus primeros frutos. Era la época del año idónea para purificar el organismo.

Fue el movimiento higienista y los naturópatas contemporáneos quienes empezaron a difundir esta práctica a partir del siglo XIX. Nombres como Vincent Priessnitz, Sebastian Kneipp, Luis Kuhne, Isaac Jennings, Sylvester Graham, Russel T. Trall, George H. Taylor y Herbert M. Shelton, la mayoría de ellos doctores en medicina, fueron grandes investigadores y pioneros en la materia. En la actualidad, numerosos médicos y naturópatas promueven la importancia de ayudar a nuestro cuerpo a liberarse de desechos y de sustancias tóxicas. Algunos nombres relevantes son André Passebecq, André Torcque, Désiré Mérien, Daniel Kieffer, Christian Brun, Marie Josèphe Dreyer. En España cabe mencionar a los doctores Graciela Cao, Pablo Saz, Eneko Landaburu y Karmelo Bizkarra.

Hoy en día se puede encontrar en Internet gran cantidad de información sobre la cura DETOX, desde artículos científicos a blogs *new age*, pasando por publicaciones en las redes sociales de la estrella hollywoodiense o *influencer* de turno que ha vivido una "súper experiencia" o en la rúbrica "salud" de la prensa rosa cuestionándose sobre la eficacia de "la nueva tendencia para adelgazar". La oferta de centros, hoteles y retiros propuestos donde practicar este tipo de cura también es de lo más variopinta, donde muchos cuentan con verdaderos profesionales de la salud y otros con inconscientes e irresponsables que se han subido al carro de la moda del *healthwashing*.

Hablar de *detox* implica hablar de *intox*. A medida que se avanza en esta época, y principalmente desde el principio del siglo XIX, el organismo se encuentra cada vez más agredido debido a la profusión de agentes químicos que lo rodean, consecuencia del progreso. Se pueden distinguir dos tipos de agresiones: una relacionada con el modo de vida del individuo que se intoxica con una alimentación contaminada por sustancias químicas nocivas, rica en grasas saturadas, refinada y procesada, acompañada en ocasiones de alcohol, tabaco y una medicación abusiva. Y otra relacionada con un entorno hostil en el que la contaminación del agua, las emisiones de humos y gases, el polvo y el ruido forman parte de la vida cotidiana del individuo. Sin olvidar el estrés, que también juega su papel en la auto-intoxicación inhibiendo las funciones emuntoriales y agravando la intoxicación general del organismo. El equilibrio biológico del ser humano se ve perturbado cotidianamente por su estilo de vida y por la invasión química de su entorno que no cesa de aumentar. Al origen de esta polución y, al mismo tiempo, víctima expiatoria es hora que el ser humano, en su voluntad de querer cambiar, tome consciencia de su responsabilidad a nivel individual y colectivo.

A pesar del aumento de contaminación del entorno, mantenerse en forma es posible aprendiendo a conocer la salud y a cómo preservarla. Su equilibrio depende, en gran parte, del buen funcionamiento de los órganos de eliminación y de que el aporte de toxinas no sobrepase los límites de la capacidad de desintoxicación general del cuerpo. La sobrecarga de toxinas y de tensiones psíquicas son la causa de un estado de intoxicación que puede generar trastornos agudos que, con el tiempo, se convierten en crónicos. Un reajuste en la alimentación y en el estilo de vida, además de la gestión del estrés, las emociones, los pensamientos y las creencias limitantes, junto con la voluntad de querer hacerse responsable de la propia salud suponen resoluciones valerosas que pueden aportar calidad y cantidad de vida.

Este libro nace del impulso, como naturópata, de querer compartir y divulgar la cura DETOX desde la visión holística de la naturopatía, la importancia de esta práctica en la actualidad, los efectos a todos los niveles del ser humano, no solamente físico, y las precauciones que conviene tener en cuenta. Espero despertar la curiosidad, hacer reflexionar sobre los hábitos de higiene de vida y contribuir en la divulgación de una visión más global, coherente, amorosa y acorde con la naturaleza de lo que es la salud.

Eva NOTARIO PARDO

junio de 2019

I.- SANAR ES PURIFICAR

Intoxicación e intoxinación

El ensuciamiento del organismo resulta de la penetración de sustancias tóxicas (intoxicación) y de la acumulación de toxinas (intoxinación).

La intoxicación

En la intoxicación, las sustancias que penetran en el organismo son totalmente extrañas y nocivas al funcionamiento normal del cuerpo, de ahí que se les califique como tóxico o veneno. Se trata de sustancias que no tienen razón de estar en el interior del cuerpo. Una intoxicación tendría que ser un evento accidental y raro. Lamentablemente, hoy en día, el ser humano se intoxica cotidianamente con las sustancias tóxicas con las que contamina el medio ambiente y los alimentos.

Los tóxicos exógenos, es decir, que proceden del exterior del organismo, abarcan:

- Las moléculas tóxicas contenidas en la propia composición de ciertos alimentos: colesterol de los embutidos, cafeína del café, benzopireno del pescado ahumado, etc.

- Los aditivos alimentarios: colorantes, conservantes, espesantes, aromatizantes, saborizantes, edulcorantes, antioxidantes, acidulantes y emulsionantes.

- Las moléculas de la contaminación del entorno, inhaladas o ingeridas: amianto, plástico, nitratos, pesticidas, insecticidas, metales pesados, aluminio, medicamentos, flúor, disruptores endocrinos (presentes en geles de ducha, desodorantes, champús, esmaltes de uñas, productos de limpieza, ambientadores, detergentes, pinturas, ropa, juguetes...), etc.

- Los contaminantes por radiación, ionizantes o no: alimentos esterilizados por rayos gamma, microondas, pantallas de ordenador y de teléfono móvil, antenas, emisiones radiactivas, etc.

- Alimentos tóxicos:

15

- Azúcar industrial y sus derivados, responsables de la acidificación del medio interno del organismo, de caries dentales, de fermentaciones intestinales, de irritación de la mucosa digestiva, de desmineralización progresiva, de desequilibrios hepáticos y pancreáticos, de carencias en vitaminas, enzimas y oligoelementos, de agotamiento suprarrenal, de trastornos nerviosos y psíquicos, etc.

- Carnes y sus derivados, que contienen catecolaminas (hormonas del estrés), ácidos láctico, úrico y pirúvico, purinas que se transforman en ácido úrico, histamina, parásitos, hormonas, anabolizantes, antibióticos, tranquilizantes, benzopirenos, conservantes, colorantes, etc.

- Cereales refinados y sus derivados (harinas blancas), perfectamente inadaptados al consumo humano por tratarse de alimentos desvitalizados y desvitalizadores, blanqueados y privados de sus fibras, enzimas, vitaminas, minerales y oligoelementos necesarios para el propio

16

metabolismo digestivo y al equilibrio nutricional.

- Grasas y aceites refinados, ya que, además de su pobreza nutricional, contienen trazas de solventes químicos y otras sustancias tóxicas utilizadas durante el proceso de refinado.

- Grasas saturadas, encontradas en carnes, embutidos, fiambres, mantequilla, manteca, quesos, leche, aceite de palma... y responsables de un aumento del colesterol LDL (el llamado "malo").

- Grasas *trans*, resultantes de la hidrogenación (proceso industrial por el que un aceite líquido se transforma en grasa sólida para evitar la oxidación y, por ende, prolongar la conservación) y que favorecen la formación de ateromas, el aumento de riesgo de cardiopatías y accidentes cerebro-vasculares, la obesidad, la diabetes tipo 2, etc. Este tipo de grasas se encuentran en los alimentos precocinados o preparados, productos fritos o empanados,

17

aperitivos salados, galletas, bollería industrial, pasteles y tartas, margarina, helados y comida rápida, principalmente.

- Alimentos ahumados, asados y tostados, aportan cantidades importantes de hidrocarburos aromáticos policíclicos, como el 3,4-benzopireno, altamente cancerígeno. Un kilo de carne asada en barbacoa o sobre las brasas equivale a 600 cigarrillos en benzopireno (40 ppb). En cuanto al café, un kilo puede contener hasta 25 ppb, fruto de su torrefacción.

- Edulcorantes como la sacarina, el aspartamo, el ciclamato y la sucralosa, presentes en los productos *light* y sin azúcares añadidos, son sospechosamente cancerígenos.

- Las moléculas de Maillard, resultantes de la reacción química que lleva el mismo nombre y encontradas en la corteza dorada del pan, la costra de la carne asada, el caramelo del flan, las galletas, el dulce de leche, incluso en la cerveza. Estas moléculas pueden almacenarse en el cuerpo durante toda la vida, ya que se degradan y se eliminan difícilmente, quedando atrapadas en el tejido graso o enquistadas en los nódulos de celulitis o en las células hepáticas. Algunas de estas sustancias, como la acrilamida, pueden ser cancerígenas.

- Esta lista de alimentos tóxicos se puede alargar añadiendo el chocolate, el té negro, el tomate verde o la leche, pudiendo causar alguna que otra discrepancia e, incluso, decepción.

La intoxinación

Las toxinas son desechos y residuos procedentes del metabolismo, conjunto de reacciones bioquímicas que aportan la energía y los compuestos necesarios para que el organismo funcione correctamente.

La presencia de pequeñas cantidades de toxinas en nuestros tejidos es normal, por el propio funcionamiento del organismo y está perfectamente equipado para deshacerse de ellas. La mayoría de estas toxinas provienen de la degradación de los nutrientes (ácido úrico, urea, ácido láctico, gas carbónico, cuerpos cetónicos...) y otras derivan del desgaste y deterioro de los tejidos y de las células. Cuando estas sustancias sobrepasan el umbral de tolerancia por parte del organismo, representan un verdadero peligro para el mismo, ya que actúan como veneno para los diferentes tejidos y órganos y entorpecen, por su exceso, el funcionamiento normal del cuerpo.

Sabiendo que la fuente principal de estas toxinas son los alimentos, hay que tener en cuenta la importancia que existe en adaptar la alimentación a las necesidades orgánicas. Incluso los alimentos naturales y sanos consumidos en exceso pueden estar al origen de una intoxinación. Mientras que los alimentos estén adaptados a las capacidades digestivas, metabólicas y eliminadoras del individuo, no habrá acumulación indeseada de toxinas, acumulación generadora de enfermedades. Si, por el contrario, la ingesta de alimentos es mayor que la cantidad necesaria para que el organismo funcione correctamente, éste se encuentra sin saber qué hacer con las sustancias en exceso. Cuando la producción de desechos excede las posibilidades de eliminación del cuerpo, las toxinas se acumulan en los tejidos y preparan el nicho para enfermedades futuras.

"Mucosis" y "acidosis" tóxicas

La naturopatía tradicional clasifica los desechos eliminados o almacenados por el organismo en dos grandes grupos, según den lugar a una "mucosis" o a una "acidosis".

La mucosis tóxica es el resultado de un exceso de sustancias coloidales espesas y viscosas de origen lipídico, principalmente de grasas saturadas o hidrogenadas. De manera indirecta, la mucosis tóxica también es producida por los glúcidos excedentes que son transformados en lípidos de calidad mediocre. Este tipo de toxicidad se expresa a través de todas aquellas crisis de eliminación como son los catarros, las congestiones respiratorias, el acné, la leucorrea, la aterosclerosis y las infecciones bacterianas y virales frecuentes, por ejemplo.

Alimentos muco-productores, por orden decreciente:
- grasas animales, mantequilla, manteca, quesos grasos, charcutería, leche;
- aceites refinados, margarinas, fritos, salsas;
- azúcares industriales, azúcar blanco refinado y alimentos que los contienen (mermelada, dulces, golosinas, sodas y refrescos, bollería...);

21

- harinas refinadas, pan blanco, pan de molde, pasta, pastelería...

También puede ser causa de mucosis tóxica:

- todo exceso o metabolismo insuficiente de grasas de buena calidad (aceites vírgenes de primera presión en frío, aguacates, aceitunas, semillas y frutos oleaginosos...);
- todo exceso o metabolismo insuficiente de alimentos harinosos de buena calidad (cereales, pan y pasta integrales y ecológicos);
- todo exceso calórico, del origen que sea.

La **acidosis tóxica** resulta de la acumulación de ácidos, que son sustancias cristaloides, exógenos o endógenos, en los diferentes tejidos del organismo. Dichos ácidos pueden provenir directamente de los alimentos propiamente ácidos (cítricos, frutos del bosque, kiwi, piña, algunas verduras cocinadas como las espinacas o las acelgas, los lácteos, la salsa de tomate, el vinagre, el vino blanco, etc.), de los alimentos acidificantes (carne, embutidos, charcutería, marisco, azúcar refinado, café, chocolate, platos precocinados y procesados, etc.) y pueden también ser originados por el propio cuerpo como consecuencia del estrés, del surmenage psíquico, del sedentarismo, de la falta de oxigenación, de una insuficiencia hepato-renal y cutánea, de carencias en oligo-elementos y enzimas y de un exceso de radicales libres en el organismo (terreno oxidado).

La acidosis tóxica se manifiesta como sensibilidad al frío, irritabilidad, bruxismo, cálculos renales, hyperemotividad, espasmofilia, extremidades frías, todo tipo de inflamación, uñas y pelo frágiles, astenia, encías sangrantes, eccema seco, osteoporosis, etc.

Tanto la mucosis como la acidosis se pueden corregir siguiendo una cura DETOX individualizada y adaptada, como se verá más adelante.

La enfermedad como consecuencia del ensuciamiento del organismo

Poniendo la atención sólo en el plano físico del ser humano, la enfermedad sería debida a una alteración del terreno, entendiendo por terreno el conjunto de características intrínsecas que resultan de su herencia genética, de su entorno y de su higiene de vida y que determinan su estado de salud.

Las manifestaciones locales, visibles y dolorosas del ensuciamiento humoral son las que llaman la atención de la persona que las padecen, olvidando o desconociendo que son los excesos de desechos acumulados en las profundidades los responsables de la aparición de esos trastornos en la superficie. Esto conlleva focalizar la terapéutica en los efectos secundarios y no en las causas primeras. En realidad, se podría decir que las enfermedades catalogadas y etiquetadas no son más que nombres que se han dado a la punta de un iceberg, siendo la parte escondida del mismo el terreno sobrecargado. Toda alteración localizada, como una bronquitis, un eccema o unas hemorroides, puede ser considerada como un barómetro del estado general del terreno. Cuanto más se degrada el terreno, más trastornos locales aparecen, empeoran y se multiplican. Al contrario, cuando mejora el estado del terreno, los trastornos son menos frecuentes, disminuyen y desaparecen.

¿Y qué pasa con el origen microbiano de algunas enfermedades? Como ha podido constatarse desde hace lustros, la nocividad de la acción de los microbios varía enormemente de una persona afectada a otra, es decir, la más, menos o nula gravedad de la infección dependerá del organismo que reciba el microbio. Este se instala, prolifera y ocasiona daños cuando el terreno lo permite. Al parecer, el mismo Louis Pasteur reconoció en el

24

lecho de su muerte que "el microbio no es nada, el terreno lo es todo". De ahí, la importancia de mantener un terreno libre de desechos en exceso.

Para mantener la salud, el organismo protege su integridad y preserva la pureza de su terreno oponiéndose permanentemente a la entrada de todo cuerpo extraño o nocivo y expulsando aquellos que, a pesar de todo, hayan logrado penetrar en los tejidos. Cuando el terreno se sobrecarga peligrosamente, el cuerpo no permanece inactivo, sino que reacciona buscando la manera de neutralizar y eliminar los excesos tóxicos. Esta purificación del medio interno se lleva a cabo gracias a la función de los órganos emuntorios: hipersecreción salivar, vómitos, diarrea, orina ácida, sudor abundante, granos, eccema, bronquitis, etc. Así, las enfermedades son el resultado del intento de limpieza que realiza el cuerpo, expresando un esfuerzo de purificación y de prevención y no un trabajo de destrucción del propio cuerpo.

Sydenham, doctor inglés del siglo XVII, resumió maravillosamente el carácter saludable de la enfermedad: *"La enfermedad no es otra cosa que un esfuerzo de la naturaleza que, por conservar al enfermo, trabaja con todas sus fuerzas para evacuar la materia mórbida"*. Y el mismo Hipócrates, padre de la medicina, también enunció: *"Todas las enfermedades se curan por medio de alguna evacuación, o por la boca, o por el ano, o por la vejiga, o por cualquier emuntorio"*. Sanar es purificar.

Los emuntorios

Los emuntorios son los órganos de eliminación capaces de expulsar los desechos y las sustancias indeseables al exterior del cuerpo. Dichos órganos son: el hígado, los intestinos, los riñones, la piel y los pulmones. De manera general, el hígado, los pulmones y los intestinos eliminan las sustancias coloidales espesas responsables de la mucosis tóxica, los riñones eliminan las sustancias ácidas y la piel, ambos tipos de sustancias.

Algunas vías secundarias de nuestro organismo pueden ser utilizadas para eliminar desechos y toxinas cuando los emuntorios principales están completamente saturados: las glándulas salivares, el útero, las amígdalas, las glándulas lacrimales, los oídos. Incluso el cuerpo puede crear emuntorios "artificiales" para hacer frente a la gran cantidad de sustancias desechables que lo invaden: hemorroides, fístulas, úlceras, etc. Pero ni las secundarias ni las artificiales son vías normales para desintoxicar el cuerpo, sino que éste las utiliza cuando no tiene más opción.

El hígado

Se han identificado más de 500 funciones vitales del hígado. Además de la función de depuración, el hígado también posee funciones de síntesis (bilis, hormonas, colesterol...) y de almacenamiento (glucógeno, hierro...), por citar las más conocidas.

El hígado es un órgano voluminoso situado en el costado derecho, bajo el diafragma. Está irrigado por la arteria hepática que le lleva sangre rica en oxígeno y la vena porta, que le lleva sangre cargada con sustancias nutritivas. Tanto la arteria como la vena se ramifican en el interior del hígado abriéndose paso entre las células hepáticas, las cuales actúan como verdaderos filtros por los que pasa la sangre para ser depurada.

Al hígado llega un litro de sangre por minuto. Si esta sangre es espesa por la presencia de desechos, la circulación se ralentiza y el filtrado no se realiza correctamente. Como consecuencia, el hígado se congestiona y la sangre, no purificada, desemboca en la circulación sanguínea general.

Entre las funciones depurativas del hígado, caben destacar:

- la destrucción de microbios y virus y la neutralización de sus toxinas;

- la desactivación y la evacuación de todas las sustancias tóxicas consumidas: aditivos alimentarios, vitaminas sintéticas, minerales peligrosos, fármacos, etc.;

- la extracción y la eliminación de los residuos resultantes del metabolismo: células muertas, minerales usados, etc.;

- la transformación de sustancias altamente tóxicas como el amonio, el etanol y la bilirrubina;

- la eliminación de los desechos procedentes de las fermentaciones y putrefacciones intestinales.

La bilis secretada por el hígado es almacenada en la vesícula biliar y su papel principal es digestivo, ayudando a digerir las grasas. También posee una función antitóxica y estimuladora del peristaltismo. Si la vesícula biliar no se vacía correctamente, la bilis se hace más densa por la acumulación de desechos y, si queda estancada demasiado tiempo, empiezan a formarse los cálculos biliares.

Los trastornos del hígado y de la vesícula biliar se manifiestan con los siguientes síntomas:

- trastornos digestivos en general;

- intolerancia alimentaria, principalmente de las grasas;
- náuseas, vértigo;
- migraña;
- boca pastosa, lengua blanca;
- hinchazón del vientre, gases;
- pesadez, dolor, hormigueo a nivel de la zona del hígado;
- tez amarilla.

Los intestinos

Los alimentos ingeridos están expuestos a las primeras transformaciones digestivas a nivel de la boca, para continuar en el estómago. En la salida de éste, el intestino delgado y el intestino grueso forman un largo tubo en el que las sustancias alimenticias finalizan su transformación con el fin de ser absorbidas o eliminadas.

El intestino delgado se encarga de disociar el bolo alimenticio que llega del estómago en partículas asimilables gracias a los distintos jugos digestivos y a las secreciones pancreáticas y hepáticas. Dichas partículas nutritivas atraviesan la mucosa de la pared intestinal para penetrar en la red capilar que tapiza el intestino, en dirección al hígado.

Cuando la mucosa intestinal se encuentra en buen estado actúa como un filtro "inteligente" que deja penetrar en la sangre únicamente las sustancias nutritivas bien digeridas. Las macromoléculas mal degradadas y los residuos tóxicos se quedan en el intestino para ser evacuadas posteriormente hacia el colon, donde formarán parte de las materias fecales. Pero, en el caso de que la mucosa intestinal esté lesionada, se vuelve permeable y ya no ejerce su función de filtro, dejando pasar al flujo sanguíneo todas esas sustancias mal degradadas y tóxicas que van a saturar y ensuciar el medio interno del organismo.

Las causas de estas microlesiones y de la degradación de la mucosa intestinal son múltiples:

- alimentos mal digeridos, empezando por una incorrecta masticación;
- una cantidad excesiva de alimentos consumidos y/o cualitativamente no adaptados al aparato digestivo humano;
- asociaciones de alimentos que conllevan fermentaciones y putrefacciones, generando diversas sustancias tóxicas e irritantes para la mucosa;
- compuestos químicos: insecticidas, pesticidas, fármacos, aditivos, etc.

El intestino delgado, como órgano de eliminación, va a dirigir hacia el colon todas aquellas partículas no absorbidas, principalmente las fibras de celulosa que provienen de los alimentos vegetales, las sustancias aprovechables que, por una razón u otra, no han podido ser asimiladas (según algunos autores, estas sustancias representan alrededor de un tercio de los alimentos ingeridos), así como los desechos filtrados por las diferentes glándulas digestivas y que se acumulan en los jugos digestivos (saliva, jugos gástricos, bilis, jugos pancráticos e intestinales).

El **intestino grueso** sigue al delgado y comprende el apéndice, el colon (ascendente, transversal y descendente), el recto y el ano. En el colon se efectúan las últimas transformaciones de la materia gracias a las bacterias cólicas, que van a atacar las fibras alimentarias para intentar extraer las sustancias que puedan todavía ser útiles. Dichas sustancias son absorbidas por la mucosa del colon y dirigidas hacia el hígado. También se reabsorbe una cantidad de agua importante a nivel del colon.

Los residuos inservibles o no asimilados forman la materia fecal que será expulsada por un proceso reflejo. Unos intestinos que funcionan correctamente se vacían de 1 a 3 veces al día. Unas heces saludables son de color marrón, con forma cilíndrica, de aspecto liso, blanda pero consistente, sin o a penas olor, expulsada sin gases y sin manchar el ano. La materia fecal puede estancarse en el colon no sólo días, como en un estreñimiento más o menos crónico, sino durante años. Masas compactas compuestas por células epiteliales intestinales, residuos alimenticios, flemas, cadáveres de bacterias, colesterol, sales biliares, etc. pueden permanecer en recovecos y ángulos del colon, dando lugar a costras negruzcas y conglomerados de aspecto y consistencia casi pétrea. Ello conlleva la disminución del diámetro intestinal y la impermeabilización de la mucosa.

Profesionales de la salud como los médicos naturistas, los naturópatas y los osteópatas y, por suerte, cada vez más doctores en medicina "convencional" reconocen que un gran número de patologías están relacionadas con la presencia de fecalomas en el colon, como puede ser el caso de afecciones ginecológicas, quistes, cansancio crónico, predisposición a infecciones, migrañas, alergias, intolerancias alimentarias, lumbalgias e inflamaciones diversas.

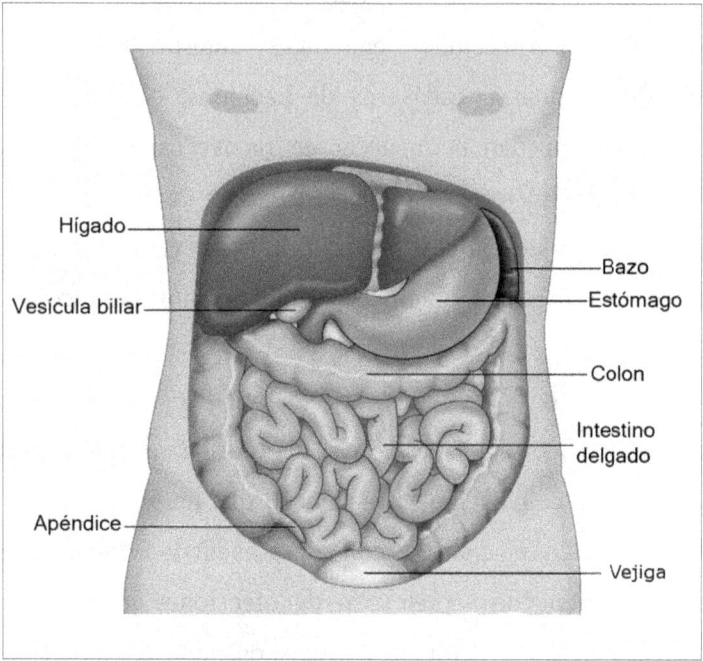

Hígado

Vesícula biliar

Apéndice

Bazo

Estómago

Colon

Intestino delgado

Vejiga

Los riñones

La sangre cargada de desechos llega a los riñones por las dos arterias renales y, una vez purificada, sale por las venas renales para encontrarse con la vena cava inferior. Los desechos filtrados son diluidos en agua y excretados en forma de orina, recogida en la vejiga para su posterior expulsión.

Una óptima depuración de la sangre depende de:

- el buen estado de los riñones;
- la concentración de desechos en sangre, de manera que si sobrepasa la capacidad de filtración, los desechos permanecerán en sangre pudiendo obstruir los riñones;
- la naturaleza de los desechos, ya que pueden ocasionar microlesiones o ensuciamiento del filtro, como ocurre con la mayoría de sustancias químicas o de síntesis, dando lugar a una eliminación insuficiente;
- la presión sanguínea, el caudal y la temperatura, factores que condicionan un filtrado renal más o menos óptimo.

El color de la orina es amarillo paja. Una orina anormal puede ser turbia, oscura, de color verde o azul, con sangre o presentar un fuerte olor. En estos casos, convendría hacer un análisis de orina.

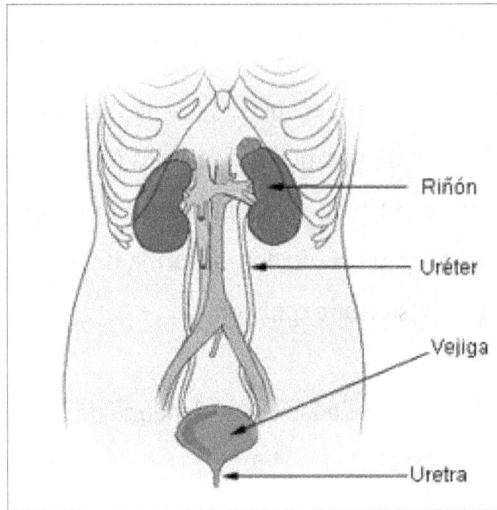

Riñón

Uréter

Vejiga

Uretra

La piel

La piel es un órgano de protección con función termorreguladora, secretora, excretora y sensorial, en la que se distinguen tres capas:

- la hipodermis, la más profunda, constituida principalmente por células adiposas;
- la dermis, que contiene las glándulas sudoríparas y las sebáceas (algunos autores sitúan estas últimas en la epidermis);
- la epidermis, la capa superficial de la piel.

Las glándulas sudoríparas son los órganos excretores de la piel. Filtran la sangre y expulsan los desechos solubles a modo de minúsculos riñones, elaborando el sudor que sale por los poros. El sudor está compuesto, principalmente, por agua, cloruro de sodio (sal) y desechos nitrogenados (urea, ácido úrico), es decir, de sustancias cristaloides y de ácidos. Una piel con unas glándulas sudoríparas en buen funcionamiento se vuelve húmeda y suda, en más o menos cantidad, cuando hace calor o ante un esfuerzo físico. Las personas que no sudan nunca o solamente en zonas bien localizadas (axilas, por ejemplo), tienen una piel "cerrada", es decir, con unas glándulas sudoríparas taponadas por los desechos.

Normalmente, el sudor no tiene un olor desagradable, solo cuando está cargada de desechos. Cuanto mayor sea la carga de sustancias desechables en el sudor, más fuerte será su olor. En cierta manera, un olor fuerte no es mala señal, ya que indica que los desechos están siendo eliminados por la piel, pero también es indicador de que el equilibrio entre la producción y la eliminación de toxinas está alterado. Cuando la eliminación de toxinas sobrepasa la capacidad de las glándulas sudoríparas y que éstas se taponan e irritan, pueden aparecer diferentes problemas cutáneos: granos rojos, eccema, urticaria, prurito, etc.

Cuando la función de las glándulas sebáceas, que es la de secretar el sebo necesario para lubricar y dar elasticidad a la piel, se ve alterada por la acumulación de desechos, la piel puede volverse grasa, con puntos negros, forúnculos, acné, eccema seborreico, etc.

La acumulación de sustancias grasas y toxinas en los líquidos orgánicos de la hipodermis es lo que da lugar a la celulitis.

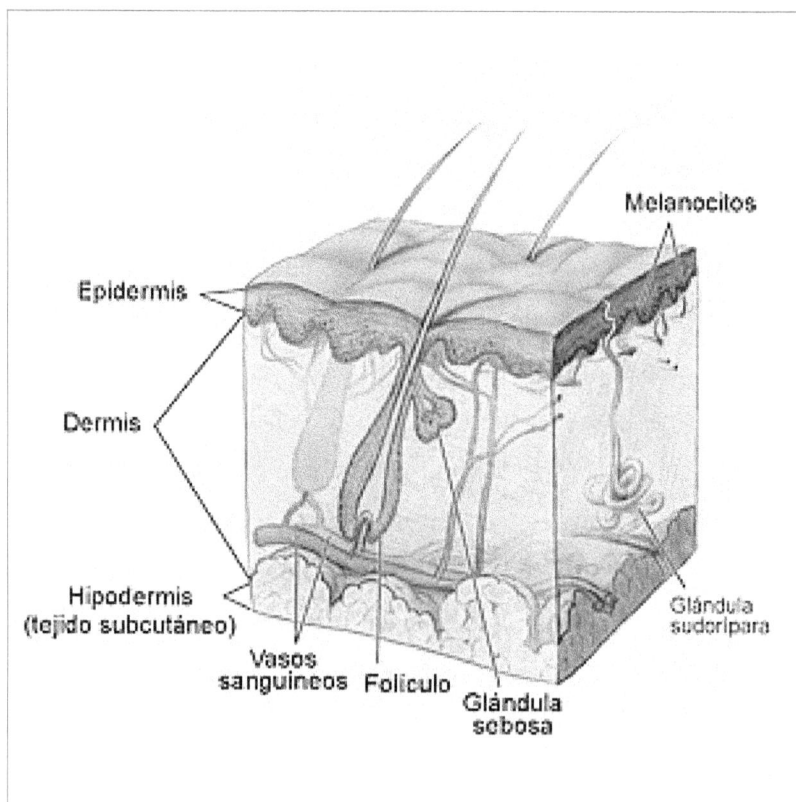

Los pulmones

El aire que penetra por las fosas nasales se dirige hacia las profundidades pulmonares por diferentes conductos que disminuyen progresivamente de diámetro y que se ramifican cada vez más, como las ramas de un árbol. Laringe, tráquea, bronquios, bronquiolos y alveolos se suceden para lograr que el oxígeno pase a la sangre a través de la mucosa alveolar.

El camino seguido por los desechos emitidos por los pulmones es el mismo que el descrito para el oxígeno, pero en sentido contrario. Los desechos eliminados por las vías respiratorias son transportados en la sangre como líquidos y transformados en gas durante su paso a los alveolos, así son más fáciles de expulsar del cuerpo con el aire exhalado.

Las vías respiratorias son principalmente un vía de salida de desechos gaseosos, pero también pueden expulsar desechos sólidos compuestos por toda clase de polvo: del hogar, de la contaminación, polen, etc. Las vías respiratorias están equipadas de unos cilios para protegerse y eliminar este tipo de desechos. Pero, a pesar de la contaminación actual, las partículas extrañas provenientes del entorno y que penetran en las vías respiratorias representan una cantidad mínima. La mayor parte de los desechos sólidos expulsados por los pulmones proviene de la polución interna a la que está sometido el organismo.

Normalmente, los desechos sólidos no pueden atravesar las paredes de los alveolos, pero éstas pueden volverse porosas debido a las lesiones provocadas por las toxinas transportadas por la sangre. Y es a través de esas porosidades por donde pasan los desechos sólidos al espacio pulmonar. Éstos serán eliminados de la misma manera que el gas carbónico, solo que, al no estar el aparato respiratorio previsto para ello, se encaminarán con mucha más dificultad a través de todas las ramificaciones bronquiales.

Estos desechos, que suelen provenir mayoritariamente de los residuos de una alimentación mal adaptada a las capacidades digestiva y eliminadora del cuerpo, se acumulan en las vías respiratorias y hasta los senos dificultando la respiración, deteriorando las mucosas y facilitando la aparición de enfermedades respiratorias. Las vías respiratorias funcionan incorrectamente cuando la nariz está taponada, moquea, el aire penetra con dificultad y hay necesidad constante de sonarse para despejar las vías respiratorias superiores. La tos empieza a manifestarse y se vuelve cada vez más frecuente y violenta.

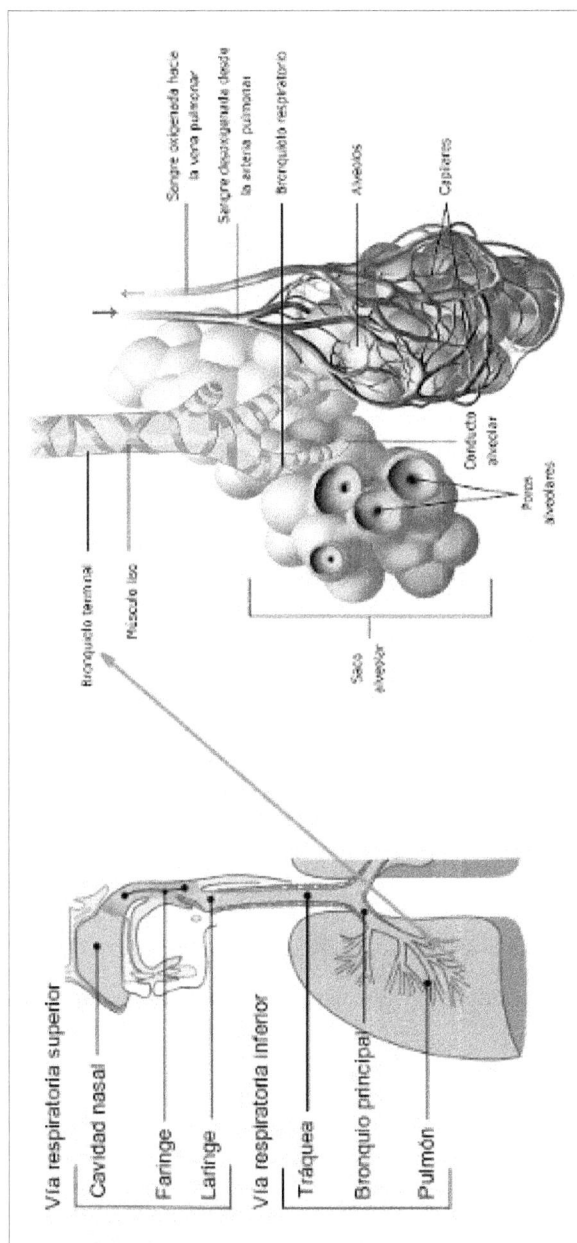

Vía respiratoria superior

Cavidad nasal

Faringe

Laringe

Vía respiratoria inferior

Tráquea

Bronquio principal

Pulmón

Bronquiolo terminal

Músculo liso

Saco alveolar

Conducto alveolar

Poros alveolares

Sangre oxigenada hacia la vena pulmonar

Sangre desoxigenada desde la arteria pulmonar

Bronquiolo respiratorio

Alvéolos

Capilares

41

La derivación de un emuntorio a otro

Cuando la marea de toxinas que intenta salir por un emuntorio es demasiado abundante y agresiva para los tejidos del órgano filtro y que dicho emuntorio corre el riesgo de lesionarse, el flujo de toxinas es derivado voluntariamente hacia otro emuntorio. Con este proceder se pretende aliviar y proteger el emuntorio desbordado y amenazado por la sobrecarga de toxinas. Por ejemplo, la eliminación de sustancias cristaloides a través de las glándulas sudoríparas puede provocar la aparición de una extensa y dolorosa herida en la piel. Si se favorece la eliminación de cristales con curas de sudoración, la herida no hará más que empeorar, ya que la piel está siendo todavía más solicitada. Conviene estimular, pues, la función de otro emuntorio similar, como son los riñones, que tomará el relevo de la piel para eliminar la sobrecarga de toxinas por la orina.

Un emuntorio principal permite aumentar la eficacia de una cura DETOX, ya que desecha más fácil y abundantemente las sustancias tóxicas y toxinas que un emuntorio secundario.

Desechos	Coloidales	Cristaloides (ácidos)
Emuntorios principales	Hígado / vesícula biliar	Riñones
	Intestinos	
	Glándulas sebáceas	Glándulas sudoríparas
Emuntorios secundarios	Vías respiratorias	Mucosas en general
	Mucosa uterina	

Las técnicas utilizadas durante la derivación de toxinas no pretenden nunca bloquear la puerta de salida debilitada, sino abrir otra puerta de par en par manteniendo la eliminación con ayuda de un drenante. Se crea una potente corriente de eliminación que aspira, por decirlo así, los desechos, incluidos los que se encuentran bloqueados en el emuntorio debilitado. Por ejemplo, una fuerte sudoración diaria obtenida con un baño hipertérmico genera una eliminación intensa de cristales a nivel de la piel, de manera que los desechos que obstruyen los riñones son derivados hacia el emuntorio cutáneo.

La gran regla consiste en utilizar siempre un emuntorio del mismo tipo. Por ejemplo, sin las glándulas sebáceas están desbordadas de desechos (acné, forúnculos, piel grasa…), será más útil derivar los desechos hacia el hígado, que es un emuntorio de coloides, que hacia el riñón, que es un emuntorio de cristales. Se priorizarán los emuntorios más potentes (los primeros en la lista), para realizar una derivación de manera más fácil y eficaz.

Los emuntorios hígado e intestinos dependen uno del otro, ya que están íntimamente relacionados: la bilis secretada por el hígado y los desechos que contiene son vertidos en el intestino antes de ser expulsados al exterior del cuerpo. Por ello, es importante asegurarse que los desechos eliminados por el hígado durante la cura de drenaje podrán ser expulsados del cuerpo por los intestinos.

Derivar consiste, pues, en drenar los desechos por un emuntorio diferente del que utilizaría normalmente el organismo.

II.- LA CURA DETOX

La cura DETOX según la naturopatía

El objetivo de una cura DETOX es limpiar, purificar y descongestionar el metabolismo de sobrecargas acumuladas en el seno de los líquidos internos (sangre, linfa, líquido intersticial) y de las células.

La naturopatía propone el desarrollo de esta cura en tres etapas, que se llevan a cabo de manera simultánea:

- Una **etapa dietética** en la que se aligera el consumo abusivo e inmoderado de ciertos tipos de alimentos, favoreciendo las monodietas, las curas de frutas o verduras de temporada, los diversos ayunos, los regímenes restrictivos, etc. o, simplemente, reduciendo la cantidad de comida engullida o poniendo la atención en las asociaciones de los alimentos.

- Una **etapa emuntorial** en la que se estimulan los diferentes órganos de eliminación por los que se liberan los desechos metabólicos, las toxinas y las sustancias tóxicas, denominados emuntorios (hígado, riñones, pulmones, piel e intestinos). En esta etapa se recurre a las múltiples técnicas y terapias drenantes, depurativas y estimulantes de cada emuntorio, como pueden ser el uso de las plantas medicinales, la ducha rectal, la sauna, el drenaje linfático, el ejercicio físico, etc.

- Una **etapa psicológica** en la que se priorizan las técnicas de relajación como la sofrología, el yoga nidra o la meditación, por ejemplo, y en la que también se da importancia al sueño de calidad, profundo y reparador, así como a las actividades relajantes cotidianas, como pueden ser un baño caliente con aceites esenciales, un paseo o no hacer absolutamente nada durante cinco minutos.

Cabe recordar que el objetivo de esta cura es reducir notablemente la fuente de la toxicidad en el organismo y de permitirle eliminarla utilizando los medios naturales de los que dispone que, evidentemente, serán variables en función de la fuerza vital de cada persona. Con el fin de facilitar este proceso, la naturopatía podrá apoyarse, si fuera necesario, sobre diferentes agentes naturales como son las plantas y el agua, y diversas terapias, como la reflexología y los masajes, por ejemplo.

La duración de la cura DETOX puede ir desde unos días a varias semanas e, incluso, meses, dependiendo de la fuerza vital disponible, de las sobrecargas y de las condiciones de vida del individuo que desea practicarla.

La etapa dietética

Esta etapa pone en marcha las medidas necesarias que van a permitir un cambio en los hábitos alimentarios y la higiene de vida, con la finalidad de reducir las sobrecargas de las sustancias tóxicas y los desechos que saturan el organismo:

- Agostar la fuente principal de la sobrecarga tóxica, principalmente los alimentos tóxicos, muco-productores y acidificantes (cf. capítulo *Intoxicación e intoxinación*). Se puede comparar esta medida con una bañera que está desbordando de agua y se decide secar el agua del suelo dejando el grifo abierto. Lo más sensato sería cerrarlo antes de intervenir. Es lo que se intenta hacer en esta etapa al reducir o eliminar temporalmente los diferentes alimentos tóxicos.

- Descanso progresivo del sistema digestivo y disminución de la función digestiva, con el fin de procurar al organismo la energía necesaria para que efectúe él mismo el trabajo de eliminación.

- Reducción de las cantidades ingeridas.

- Introducción de alimentos específicos a la cura DETOX, en función del resultado deseado.

Son varias las propuestas dietéticas que se pueden llevar a cabo en esta etapa, de las cuales se elegirá la que más convenga para poder realizar la cura de manera placentera y sin frustraciones. De la menos a la más restrictiva, encontramos:

- **Cura de jugos, zumos y caldos:** inspirada del método Buchinger, esta práctica dietética propone la ingesta de alimentos líquidos en forma de infusiones, caldos vegetales, zumos naturales recién exprimidos, jugos verdes y agua mineral, de manera alternada durante el día o exclusiva. Conviene que las frutas y verduras utilizadas para la elaboración de caldos y zumos sean de origen ecológico, de temporada y lo más frescas posibles.

- **Monodieta:** consiste en consumir un solo tipo de alimento, normalmente fruta, verdura o cereal (preferentemente sin gluten, como el arroz o el sarraceno), también de origen ecológico para evitar el aporte de sustancias químicas tóxicas. Son habituales las monodietas de temporada, como la cura de uva en septiembre, la monodieta de arroz en invierno o la de cerezas con la llegada del calor. Cada persona ajustará la cantidad del alimento escogido para la monodieta en función de sus necesidades, siendo la cantidad correcta aquella que permita saciar el hambre, pero sin excesos que puedan provocar molestias digestivas.

- **Ayuno hídrico:** basado en beber solamente agua, de manera que el organismo se alimenta de sus propias reservas de azúcar, en un primer momento, de grasas y, finalmente, de proteínas. Se trata de una potente práctica milenaria de desintoxicación y de regeneración.

- **Ayuno seco:** se trata del ayuno más restrictivo, ya que no se ingiere ningún tipo de alimento, sólido o líquido, ni se bebe agua. Es el ayuno más potente para eliminar los desechos y las sustancias tóxicas que se encuentran en profundidad en el organismo, principalmente a nivel de la linfa.

Es imprescindible no tomar medicamentos o fumar durante la cura DETOX. Antes de prescindir de cualquier medicamento, se recomienda consultar con un médico experto en este tipo de curas.

La etapa emuntorial

El objetivo de esta etapa consiste en estimular las diferentes puertas de salida que son los emuntorios con la ayuda de las diferentes y variadas técnicas empleadas en naturopatía:

- **Alimentación**: consumo de alimentos funcionales (excepto en los casos de ayuno), es decir, aquellos que además de sus propiedades nutritivas básicas, tienen un efecto beneficioso adicional sobre la salud. En el caso de la cura DETOX se elegirán principalmente frutas y verduras con efecto drenante y depurativo, según el emuntorio sobre el que se quiera trabajar.

- **Fitoterapia**: con el fin de beneficiar al máximo de las múltiples propiedades de las plantas medicinales, conviene elegir la forma galénica que, por una parte, asegure la presencia de sus principios activos y, por otra, más convenga al usuario. Las presentaciones más utilizadas son la planta seca para infusión o decocción, la tintura madre, el macerado glicerinado, el extracto estandarizado y el remedio espagírico. A la hora de elegir la forma galénica y la dosis adecuadas, es aconsejable consultar con un médico o terapeuta especializado en fitoterapia.

- **Aromaterapia**: basada en el uso de los aceites esenciales, compuestos aromáticos volátiles obtenidos por destilación al vapor de agua o por expresión de las cáscaras de cítricos, cuya principal forma de aplicación es la vía externa (tópica y olfativa). Conviene conocer las precauciones a tener en cuenta a la hora de utilizar los aceites esenciales y las posibles contraindicaciones, ya que se trata de sustancias muy concentradas.

- **Hidroterapia**: se trata de una técnica ancestral que utiliza el agua como agente terapéutico en cualquier forma, estado o temperatura, aplicada tanto de modo preventivo, como de alivio de distintos trastornos y de sanación. En este caso también se utilizará el agua por su potente efecto limpiador.

- **Ejercicio físico**: el ejercicio y el movimiento van a acelerar el metabolismo, estimular los diferentes órganos emuntorios y favorecer la circulación y eliminación de toxinas. El ejercicio físico ha de adaptarse al individuo según su condición física y realizarse de manera placentera. Conviene practicar una actividad física entre 30 y 60 minutos al día.

- **Técnicas de respiración**: de gran importancia en las artes marciales así como en la práctica de yoga, una correcta respiración permite mantener el equilibrio ácido-básico, oxigenar las células, expulsar los desechos gaseosos y, según la técnica utilizada, estimular los emuntorios.

- **Técnicas manuales**: principalmente los masajes cuyas maniobras aplicadas rítmicamente y con la intensidad adecuada permiten estimular las capas superficiales y profundas de los diferentes tejidos y órganos, así como conseguir una relajación mental profunda y una agradable sensación de bienestar.

- **Reflexología podal**: también se trata de una técnica ancestral y está basada en la estimulación por pequeñas presiones de diferentes zonas reflejas situadas en las plantas de los pies en las que desemboca un nervio conectado directamente con un órgano interno. La estimulación de dichas zonas se efectúa con ayuda del dedo pulgar o de la articulación de una falange durante unos 5 minutos. Los mapas presentados en el *Anexo* pueden servir de guía a la hora de localizar las zonas reflejas, que suelen ser algo dolorosas con la presión ejercida. Además de su efecto relajante, la reflexología podal estimula y equilibra los diferentes órganos del cuerpo física y energéticamente debido a su capacidad de movilizar la energía vital.

En primer lugar, es el emuntorio mismo el que, estimulado por las técnicas drenantes, se limpia de todos los desechos estancados en sus tejidos y que ensucian su "filtro". Una vez el emuntorio limpio, recupera la capacidad de filtrar correctamente la sangre, la cual podrá deshacerse de las toxinas acumuladas en los tejidos profundos que irriga, para transportarlas hacia los emuntorios. Esta eliminación de desechos debe ser visible por la persona que realiza la cura: las materias fecales son más abundantes o la evacuación más regular; las orinas presentan un color más oscuro, son más frecuentes y de mayor volumen; la piel suda más abundantemente; las vías respiratorias se liberan de los desechos coloidales que las estorban. Al eliminar todos los desechos y sustancias tóxicas que saturan el organismo, el terreno se vuelve limpio y, por lo tanto, los trastornos mórbidos disminuyen y desaparecen progresivamente, dando lugar a una mejoría del estado general de la persona.

Los emuntorios no deben necesariamente ser estimulados todos al mismo tiempo. Si se practica una cura DETOX por primera vez, conviene estimular un solo emuntorio para evitar la dispersión de la fuerza vital del cuerpo, eligiendo aquél que sea prioritario. Otra solución prudente sería estimularlos según su orden de importancia: hígado, intestinos, riñones, piel y pulmones. En cualquier caso, siempre se tendrá en cuenta el nivel de saturación de los emuntorios y la vitalidad de la persona que desea practicar la cura.

Técnicas para estimular el hígado y la vesícula biliar

Hay que tener en cuenta que, cuando se favorece el drenaje del hígado y de la vesícula biliar, principalmente con plantas medicinales, pueden manifestarse diferentes reacciones como náuseas, hormigueo o picor sobre el costado derecho y una aceleración del tránsito intestinal. La amplitud de este último síntoma puede servir de barómetro para ajustar la dosis de las plantas utilizadas. Si la dosis es demasiado baja, no se constatará ningún cambio en la velocidad del tránsito. Si la dosis es demasiado alta, el tránsito intestinal puede dar lugar a diarreas. La dosis óptima es justo la inferior a la que desencadena las diarreas. La dosis es individual y cada persona deberá ir experimentando hasta encontrar su dosis adecuada.

Antes de citar las diferentes plantas drenantes para el hígado y la vesícula biliar, tanto las medicinales como las utilizadas como alimento, cabe hacer la distinción entre:

- Plantas coleréticas: actúan principalmente a nivel del hígado, aumentando la secreción de la bilis por las células hepáticas.

- Plantas colagogas: actúan sobre la vesícula biliar, aumentando su contractibilidad y, por lo tanto, la cantidad de bilis vertida en el tubo digestivo.

Es raro que una planta sea exclusivamente colerética o colagoga, pero es importante hacer esta distinción para una mejor individualización a la hora de establecer el objetivo del drenaje.

Alimentación

- La alcachofa: principalmente colerética, aperitiva e hipocolesterolemiante. También tiene propiedades diuréticas. Además de consumirla como verdura, se puede utilizar en forma de jugo, infusión, comprimidos o tintura madre.

- El rábano negro: recomendado en todas las insuficiencias hepáticas, estimula la vesícula y ayuda a eliminar los cálculos. Se puede consumir crudo, así como su jugo, en comprimidos y en tintura madre.

- El diente de león: excelente drenante del hígado y de la vesícula biliar, aunque también de los riñones. A la vez alimento y planta medicinal, las hojas se consumen en ensalada y la raíz en decocción.

- La zanahoria: ideal ante cualquier insuficiencia hepatobiliar, consumida cruda (incluso las hojas) o en zumo.

- La manzana: hipocolesterolemiante, descongestiona y estimula el hígado. A consumir cruda y en zumo (excelente y de buen sabor, la mezcla de zumo de manzana con el de zanahoria).

- Otros alimentos que favorecen el filtraje del hígado y la eliminación de la bilis: aceituna, aguacate, ajo, apio, arándano, berenjena, berro, cebada, cereza, ciruela, col, espárrago, fresa, grosella negra, judía verde, lechuga, limón, membrillo, naranja, patata, perejil, perifollo, pomelo, uva.

Fitoterapia

- Achicoria (*Cichorium intybus*): su raíz es colerética y colagoga, además de digestiva y ligeramente laxante. De uso popular como sustituto del café.

- Boldo (*Peumus boldus*): sus hojas favorecen la secreción de la bilis.

- Cardo mariano (*Sibylium marianum*): estimulante del hígado y de la vesícula biliar y un potente hepatoprotector.

- Centaura menor (*Centaurium erythraea*): se utiliza la sumidad florida por sus propiedades coleréticas y digestivas.

- Cúrcuma (*Curcuma longa*): rizoma con una potente acción colerética y colagoga, además de antioxidante.

- Desmodio (*Desmodium adscendens*): favorece el funcionamiento hepático, además de proteger y regenerar las células del hígado.

- Romero (*Rosmarinus officinalis*): planta colerética y colagoga, además de estimulante general, utilizada como condimento culinario.

- Otras plantas hepáticas: agrimonia, estigmas de maíz, fumaria, helenio, hepática de las fuentes, genciana amarilla, hipérico, jengibre, lila común, manzanilla, marrubio, milenrama, menta poleo, olivo, ortiga, polipodio común, salvia, saponaria, vara de oro, verónica, zamarrilla de los muros.

Aromaterapia

Mezclar una cucharadita de un aceite vegetal (oliva, sésamo, almendra...) con 1 gota de uno de los siguientes aceites esenciales: limón, jengibre, romero verbenona o zanahoria. Aplicar la mezcla con un ligero masaje sobre la zona hepática hasta su completa absorción. Realizar mañana y noche.

Hidroterapia

El hígado es un órgano que trabaja a una temperatura entre 30 y 41°C. El frío paraliza su acción ralentizando la circulación sanguínea en el interior de los capilares hepáticos, lo que conlleva una disminución del filtraje de la sangre y una disminución de la eliminación de la bilis. El uso de la *bolsa de agua caliente* no solamente restablece su funcionamiento normal, sino que lo acelera. La bolsa de agua caliente se coloca sobre el costado derecho del cuerpo, a nivel del hígado, después de las comidas y se mantiene durante 30 minutos. Este método tan simple es una excelente opción de drenaje hepático.

Ejercicio físico

Algo tan simple como hacer varias flexiones laterales y alternas del tronco puede resultar beneficioso para estimular la función drenante hepática. Al flexionar hacia la derecha, el hígado se comprime y se vacía de sangre que contiene desechos. Al flexionar el tronco hacia la izquierda, el hígado se descomprime y se llena de sangre nueva. De esta manera se consigue limpiar el hígado como si de una esponja se tratase.

Respiración

La *respiración abdominal* suele aconsejarse principalmente para la relajación y la gestión de las emociones, pero no hay que olvidar que esta respiración presenta también beneficios sobre el cuerpo físico gracias al masaje de los órganos internos que se realiza con cada inhalación y exhalación.

Así pues, tanto el hígado como la vesícula biliar también se benefician de los efectos de la respiración abdominal al verse estimulada la función de drenaje hepatobiliar. Además, favorece la circulación sanguínea y, con ello, el encauzamiento de las sustancias desechables y las toxinas hacia los emuntorios para su posterior eliminación.

Para practicar la respiración abdominal:

- Adoptar una posición cómoda, ya sea sentada o tumbada, cerrando los ojos y relajando los músculos abdominales y el resto del cuerpo.

- Colocar una mano sobre el vientre y la otra sobre el pecho para sentir mejor la respiración.

- Llevar la atención a la respiración, sintiendo cómo el aire entra y sale por la nariz.

- Al inhalar, el abdomen se hincha, ya que el diafragma baja y hace descender los órganos del vientre.

- Al exhalar, el diafragma sube y el abdomen entra para adentro.

- Empezar practicando durante un minuto e ir aumentando el tiempo progresivamente.

Con el fin de estimular el emuntorio hepatobiliar, conviene practicar la respiración abdominal antes y después de cada comida.

Técnicas manuales

Un simple *auto-masaje* del hígado puede ser altamente eficaz para descongestionar y estimular su funcionamiento. Para ello, tocar el borde del hígado ubicado en el lado derecho, a lo largo de las costillas, y hacer movimientos rotativos sobre esta zona durante dos o tres minutos los primeros días, llegando a alcanzar de manera progresiva los diez minutos de auto-masaje. Si hay mucha grasa abdominal, no podrá efectuarse este tipo de masaje. También se puede acudir a un profesional competente para disfrutar de un *masaje abdominal*, una sesión de *osteopatía visceral* o un masaje *Chi-Nei-Tsang*.

Reflexología podal

Estimular la zona refleja correspondiente siguiendo los planos que se encuentran en el *Anexo*.

Técnicas para estimular los intestinos

El drenaje intestinal tiene como objetivos vaciar los intestinos de su contenido, dificultar la absorción de toxinas a través de la pared intestinal, restablecer el tránsito intestinal y limpiar el terreno con profundidad. Antes de entrar en materia, conviene distinguir entre purga y laxante.

Una *purga* o *purgante* es un remedio capaz de evacuar las materias que se encuentran en los intestinos. Se trata de un método radical, aunque algo violento, pero que puede ser útil en casos de urgencia por evacuar rápida y completamente las heces. Las purgas reiteradas agotan los intestinos, irritan la mucosa intestinal y evacúan, al mismo tiempo que las heces, una gran parte de la flora intestinal. Por eso sólo se recomiendan en casos excepcionales y siguiendo los consejos de un profesional de la salud.

Un *laxante* es un purgante ligero que actúa estimulando suavemente los intestinos y sin irritarlos, pudiendo ser tomado sin inconveniente durante varias semanas para hacer un drenaje. El reproche que se le hace a los laxantes es que, tomados de manera regular, "los intestinos se acostumbran y se vuelven perezosos". Si se tuviese que elegir entre tomar o no un laxante para hacer funcionar los intestinos, sería mejor tomarlo, ya que el hábito a los laxantes acarrea menos inconvenientes que el estancamiento en los intestinos de una masa tóxica que fermenta y se pudre. Aún así, habría que ver cuál es la causa o las causas al origen de un estreñimiento que incite a tomar algún tipo de laxante, ya que una corrección en la alimentación, una óptima hidratación y algo de actividad física suelen ser suficientes para que los intestinos recuperen su función de eliminación. Un laxante bien dosificado ablanda las heces sin volverlas líquidas y provoca 2-3 evacuaciones al día, sin irritar ni cansar los intestinos.

Una planta o un producto puede ser laxante o purgante según la dosis que se utilice. Conviene proceder con prudencia, empezando con pequeñas dosis que irán aumentándose progresivamente.

Los laxantes operan siguiendo tres modos de acción principalmente:

- Acción mecánica: es el procedimiento más fisiológico y mejor tolerado, siendo de primera elección. De esta manera actúa la celulosa contenida en las verduras, las legumbres y los brotes, por ejemplo, estimulando suavemente el peristaltismo intestinal. También los mucílagos de semillas como el lino o el psyllium que aumentan el volumen del bolo fecal o el aceite que lubrifica los intestinos y favorece el deslizamiento de las heces. Las lavativas y los enemas también facilitan la evacuación por acción mecánica.

Nota importante sobre la celulosa cruda: la celulosa cruda puede irritar los intestinos de las personas que padecen úlcera, enteritis o colitits o que, simplemente, tienen un tubo digestivo sensible. Para dichas personas, conviene consumir la celulosa reblandecida por la cocción.

- Acción química: así actúan las plantas medicinales, estimulando el peristaltismo gracias a sus principios activos que actúan sobre el sistema nervioso y la musculatura lisa de los intestinos.

- Acción osmótica: aquí se encuentran los laxantes salinos de síntesis como el cloruro de magnesio, el sulfato de sodio o el citrato de magnesio. Al ser irritantes para los intestinos, el organismo intentará diluir estas sales con la finalidad de reducir su agresividad. Para ello, el organismo retira de los tejidos una gran cantidad da agua para hacerla pasar a los intestinos por ósmosis, provocando la licuefacción de las heces y favoreciendo su evacuación.

Alimentación

- Todas las frutas y verduras son laxativas por su contenido en celulosa, destacando el albaricoque, la alcachofa, la acedera, la achicoria salvaje, las algas marinas, el arándano, la berenjena, la calabaza, los canónigos, la cereza, la chirivía, la ciruela, las coles, el diente de león, la endibia, las espinacas, la frambuesa, la fresa, la grosella, el higo, la lechuga, el melón, la mora, el melocotón, la naranja, la patata, la patata dulce, el puerro, la remolacha, el ruibarbo, el tomate, la uva, la zanahoria...

- La *papilla celulósica*: elegir las verduras de temporada más ricas en celulosa (endivia, hinojo, acelga, lechuga, apio...), trocearlas y cocerlas en un poco de agua. El resultado ha de ser una papilla espesa. Añadir algunas plantas aromáticas al gusto (romero, perejil, tomillo, ajedrea...) para estimular las glándulas digestivas y desinfectar los intestinos. Se puede utilizar la batidora para obtener una textura más homogénea. Puede consumirse la cantidad de papilla celulósica que se desee, en una de las comidas o en monodieta durante varios días seguidos. Muy aconsejable en la víspera de una cura DETOX para vaciar los intestinos.

- Los *higos secos* y las *ciruelas pasas* se dejan en remojo con agua entre 8 y 12 horas. Pasado ese tiempo se comen y se bebe el agua de remojo, ya sea por la mañana en ayunas o por la noche antes de dormir. Poseen una acción suave y eficaz.

- El *salvado* de trigo o de avena es el envoltorio que envuelve el grano y está constituido principalmente por celulosa, la cual estimula el peristaltismo por su textura dura y rasposa que rasca las paredes y excita los nervios ubicados en ellas. Además, la celulosa se hincha por la humedad del medio intestinal, aumentando de volumen y ocupando toda la circunferencia del tubo. El salvado de avena es menos irritante que el de trigo. El salvado es eficaz para estimular los intestinos que se han vuelto perezosos a causa de una alimentación pobre en vegetales. Se tomará entre 1 y 5 cucharadas soperas, repartidas durante el día, con un gran vaso de agua o espolvoreado sobre los alimentos.

- Las *semillas de lino, de chía y de psyllium* (también llamado zaragatona) son ricas en celulosa y, sobre todo, en mucílagos, los cuales aumentan su volumen hasta cuatro veces cuando entran en contacto con el agua. Por eso, la mejor manera de tomar estas semillas es dejar macerar en agua 1-2 cucharadas soperas unas 8 horas y tomarlas, masticándolas bien o triturándolas, en ayunas o media hora antes de la cena. El consumo de este tipo de semillas y otras de pequeño tamaño como el sésamo, las semillas del kiwi o de la fresa, está contraindicado en caso de diverticulosis, es decir, cuando en la pared interna del intestino grueso aparecen pequeñas bolsas o sacos abultados llamados divertículos. Al consumir semillas de pequeño tamaño como las citadas, se corre el riesgo de que algunas de ellas queden atrapadas en los divertículos, donde pueden fermentar y pudrirse dando lugar a una inflamación (diverticulitis) e, incluso, una necrosis del tejido.

Tanto las semillas de lino, como las de chía y psillium, se pueden encontrar en el comercio en forma de polvo. El inconveniente que tiene esta presentación es la pérdida nutricional por la oxidación de nutrientes tan preciosos como los ácidos grasos omega-3, causada por la molienda de las semillas y el contacto del polvo obtenido con el oxígeno del aire.

- El *agar-agar* es un alga roja de origen japonés que, una vez deshidratada y reducida en polvo, se utiliza en cocina como gelificante. Se recomienda tomar entre una y tres cucharaditas de café con un gran vaso de agua o espolvoreadas en la comida, en caso de heces duras y secas. Hay que tener en cuenta que el agar-agar puede reducir la absorción de ciertos medicamentos (estatinas, antineoplásicos,...) y complementos nutricionales (vitaminas, minerales,...) si se toman simultáneamente.

Fitoterapia

- Cáscara sagrada (*Rhamnus purshiana*): laxante potente, pudiendo ser purgativo a dosis elevadas.

- Eupatorio (*Eupatorium cannabinum*): laxante suave y colagogo, recomendado en personas mayores y niños.

- Frángula (*Rhamnus frangula*): planta laxativa suave que actúa sin provocar irritación. También posee una acción colagoga.

- Fresno (*Fraxinus ornus*): su savia o maná, de sabor dulce y agradable, presenta un efecto laxativo suave, muy utilizada en niños.

- Malva (*Malva sylvestris*): laxante suave y no irritante, recomendado en caso de estreñimiento crónico y, sobre todo, cuando hay inflamación del tubo digestivo.

- Regaliz (*Glycyrrhiza glabra*): además de ser laxante, el regaliz es un antiespasmódico del tubo digestivo, de sabor ligeramente dulce y muy agradable.

- Ricino (*Ricinus communis*): el aceite de ricino puede ser laxante o purgante, según la dosis empleada. Mientras que la mayoría de laxantes actúan sobre todo a nivel del colon, el aceite de ricino empieza a actuar en el intestino delgado. Su sabor desagradable ya no es un obstáculo, gracias a su presentación en cápsulas.

- Sen (*Cassia senna*): potente purgante e irritante. Actúa aumentando el peristaltismo del colon, por eso está completamente contraindicado en mujeres embarazadas y en todas aquellas personas con inflamación en el tubo digestivo.

Hidroterapia

Aunque el uso de los enemas remonta a la Antigüedad, esta práctica de higiene intestinal ha sido marginada por la medicina moderna. Pero gracias a doctores como Kousmine y Jensen y a numerosos naturópatas que aconsejan esta técnica, su práctica retoma la importancia que le corresponde.

Un enema o lavativa consiste en introducir por el ano un líquido que va a ayudar a limpiar y descargar el intestino. Dicho líquido va a licuar las heces y facilitar la expulsión de los desechos, ejerciendo una presión sobre el esfínter anal y estimulando el peristaltismo y el reflejo de la defecación. Además, la rápida evacuación de un gran volumen de materias y de agua crea un vacío que aspira las materias que se encuentran más arriba en el intestino. Según la cantidad de líquido utilizado y el resultado deseado, se puede optar por la ducha rectal, la lavativa con irrigador o la hidroterapia de colon.

La *ducha rectal* es un pequeño enema cuyo objetivo es llenar de líquido, normalmente agua, solamente la parte terminal del recto con ayuda de una pera de enema, de cánula rígida o suave, y cuya capacidad varía entre un mínimo de 25 mililitros hasta un máximo de 180 mililitros. Se trata de una técnica rápida y fácil que consiste en llenar bien la pera con agua a temperatura corporal de preferencia (37°C), introducir cuidadosamente la cánula en el ano lubricando con un poco de vaselina o de aceite de oliva, si fuese necesario, y presionar la pera para inyectar el agua en el ano. Una vez inyectada el agua, se deja salir sin retención, en posición sentada sobre el inodoro. Se puede practicar una serie de 2-3 duchas rectales seguidas con el fin de reeducar los intestinos y obligarlos a trabajar. El interés de la ducha rectal reside en su eficacia, la simplicidad de su aplicación y la rapidez de sus efectos.

El *enema con irrigador* permite introducir una cantidad de líquido mayor, entre uno y dos litros, el cual se retiene el mayor tiempo posible para que las materias fecales puedan disolverse. Con un litro de líquido se llena el colon descendente únicamente y su evacuación se lleva a cabo fácilmente por la simple fuerza de gravedad, en posición sentada sobre el retrete. Sin embargo, si se inyectan dos litros de líquido se llena, además, el colon transverso y su evacuación requiere de posiciones precisas para que el líquido salga completamente. Si esta operación no se realiza correctamente, el enema perderá eficacia y puede, incluso, resultar desagradable.

El material empleado en este tipo de enema consiste en una bolsa o recipiente para contener el líquido y que se pueda colgar, un largo tubo de goma con grifo y una cánula rígida. En la práctica, es importante realizar la sesión en un ambiente cálido y cómodo, que aporte tranquilidad. Una vez verificado que el grifo del tubo está cerrado, llenar la bolsa con un litro de agua a temperatura corporal (una temperatura por debajo de la corporal puede provocar espasmos abdominales). Abrir el grifo para que el agua llene el tubo y se eliminen las burbujas de aire. Volver a cerrarlo para bloquear la salida de agua y colgar la bolsa para facilitar la posterior salida del agua por simple gravedad. Tres posiciones son posibles a la hora de realizar el enema con irrigador: a cuatro patas, en posición tumbada sobre el costado izquierdo o en posición acostada sobre la espalda con las piernas elevadas. Introducir suavemente la cánula en el ano, previamente lubricada si fuese necesario, y abrir el grifo para dejar salir el agua. Si la presión del agua es demasiado fuerte o resulta dolorosa, cerrar el grifo durante unos instantes y respirar tranquilamente. Se puede favorecer la irrigación realizando respiraciones profundas con el diafragma. Una vez el agua introducida en el colon, cerrar el grifo y retirar cuidadosamente la cánula. Lo ideal sería retener el agua de 5 a 10 minutos para que las heces se ablanden, antes de su evacuación en posición sentada sobre el inodoro.

Como práctica durante la cura DETOX, este enema se puede realizar por la mañana en ayunas y por la noche. Conviene no haber comido durante 5 horas ni haber bebido durante las 2 últimas horas.

El agua empleada en el lavado puede sustituirse por una infusión o decocción filtrada de plantas medicinales y, siempre, a temperatura corporal. Se elegirá la planta en función del efecto buscado:

- para estimular el peristaltismo, se elegirá una planta laxante (eupatorio, fresno, regaliz...);
- para desinfectar, se elegirán plantas ricas en aceites esenciales (tomillo, salvia, romero...);
- para calmar la mucosa inflamada, la manzanilla o la malva serán ideales.

La mucosa del intestino grueso va a absorber los principios activos de las plantas que se utilicen durante el enema. Por eso, conviene conocer bien las propiedades de las plantas que se vayan a emplear y no abusar de las que contengan sustancias irritantes, como puede ser el café, muy popular por su uso como lavado intestinal.

Para la *hidroterapia de colon* se emplea un aparato que debe ser manipulado por un profesional en un centro especializado. Dicho aparato introduce agua esterilizada por una fina cánula de doble circuito que permite la entrada de agua por un lado y la salida de los desechos ya disueltos por otro, a través de una manguera secundaria. El proceso es indoloro, inodoro, seguro y eficaz. Con la hidroterapia de colon se consigue limpiar el colon en su totalidad, ya que el agua llega a todos los rincones del mismo, desde la parte descendente hasta la ascendente, consiguiendo así el arrastre y la eliminación de los desechos acumulados y adheridos en las paredes y en los pliegues del colon de manera eficaz, incluyendo a veces parásitos y materias fecales secas y podridas instaladas en el intestino durante varios años.

Tanto la ducha rectal como el enema con irrigador y la hidroterapia de colon estarían contraindicados en caso de hemorroides agudas, fisuras y fístulas anales, cáncer de colon, intervenciones quirúrgicas recientes del colon, trastornos cardíacos severos, colitis hemorrágica, embarazo y bloqueos psico-emocionales relacionados con el ano. En cualquier caso y ante cualquier duda conviene consultar con un profesional de la salud.

NB: Durante una evacuación intestinal, ya sea natural o provocada por los diferentes métodos descritos más arriba conviene, una vez en posición sentada sobre el inodoro, colocar los pies sobre un taburete o soporte de manera que las rodillas estén a una altura por encima de la pelvis (como cuando se defeca en posición de cuclillas). Esta es la correcta posición fisiológica para evacuar los intestinos de manera natural y sin forzar.

Ejercicio físico

El mejor ejercicio físico para estimular la motricidad y la función eliminadora de los intestinos es la *danza del vientre*, sin duda. Si no, siempre está como opción una buena caminata.

Respiración

Para favorecer la función emuntorial de los intestinos se recomienda también la *respiración abdominal*, al igual que para el hígado, consiguiendo un masaje interno que va a relanzar el peristaltismo intestinal y, con ello, la progresión de las materias fecales hacia el punto de salida.

Técnicas manuales

Tanto la técnica del *masaje abdominal* como el masaje *Chi-Nei-Tsang*, ya sean realizados por un profesional de terapias manuales o en auto-masaje, resultan de gran eficacia para estimular y favorecer el avance de las materias fecales que se encuentran en el colon. En ambas técnicas se alternan diferentes presiones y pases que van a ayudar a liberar tanto bloqueos físicos como emocionales.

Reflexología podal

Estimular la zona refleja correspondiente siguiendo los planos que se encuentran en el *Anexo*.

Técnicas para estimular los riñones

Los drenantes que estimulan el trabajo emuntorial de los riñones son diuréticos y su eficacia se distingue por:

- La cantidad de orina eliminada es superior a la cantidad de líquido ingerido y a la cantidad de orina eliminada habitualmente.
- Aumenta la frecuencia de las micciones.
- El color de la orina es más oscuro.
- El olor de la orina puede ser más intenso.

Los diuréticos pueden ser químicos o vegetales. Los primeros no son nada aconsejables, al menos para una cura DETOX, ya que dañan los riñones y conllevan un desequilibrio mineral en los líquidos orgánicos. Sin embargo, los diuréticos vegetales son bien tolerados y preservan el equilibrio mineral del organismo.

Alimentación

- Casi todas las frutas y verduras poseen una acción diurética, pero en especial la alcachofa, la achicoria, el apio, la berenjena, el berro, la calabaza, la cebolla, la cereza, la ciruela, la col, la chirivía, el espárrago, la fresa, el hinojo, la manzana, el melocotón, el melón, el nabo, el níspero, el pepino, la pera (contraindicada en caso de riñones delicados o enfermedad renal), el perejil, la piña, el pomelo, el puerro, el rábano, la sandía...

Fitoterapia

- Abedul (*Betula alba*): buen depurativo en general, pero especialmente activo a nivel de los riñones.

- Brezo (*Calluna vulgaris*): potente diurético y desinfectante de las vías urinarias.

- Cola de caballo (*Equisetum arvense*): diurética y remineralizante por su alto contenido en silicio.

- Diente de león (*Taraxacum officinale*): excelente drenante renal y hepático, pudiéndose utilizar tanto las hojas como la raíz.

- Enebro (*Juniperus communis*): las bayas poseen propiedades diuréticas y antisépticas del tracto urinario, pero conviene evitarlas en caso de insuficiencia renal.

- Fresno (*Fraxinus ornus*): sus hojas son buenas diuréticas.

- Gatuña (*Ononis spinosa*): buen drenante de los riñones y también del hígado.

- Grama de las boticas (*Agropyrum repens*): fabulosa planta diurética, además de antiinflamatoria.

- Grosellero negro (*Ribes nigrum*): las hojas son diuréticas y favorecen la eliminación de cristales.

- Maíz (*Zea mays*): son sus estigmas, popularmente conocidos como "barba o pelos de maíz", los que poseen una acción diurética.

- Ortiga (*Urtica dioica*): sus hojas son diuréticas y ricas en hierro.

- Ulmaria (*Spiraea ulmaria*): aspirina natural, la ulmaria presenta una acción diurética, además de antálgica y antiinflamatoria.

- Uva ursi o gayuba (*Arctostaphylos uva-ursi*): buen drenante con acción antimicrobiana sobre el tracto urinario.

- Vellosilla (*Hieracium pilosella*): excelente diurético y desinfectante de las vías urinarias.

Hidroterapia

El método con efecto diurético más sencillo para limpiar unos riñones sanos consiste, simplemente, en *beber agua* en grandes cantidades. El cuerpo expulsa el líquido que excede sus necesidades alrededor de una media hora después de su ingesta. Una cura de agua consistirá en beber a lo largo del día más agua de la que el cuerpo necesita, obligando así a los riñones a trabajar. Tras la primera micción de la mañana, consumir suficiente agua como para provocar rápidamente una nueva micción. Tras ésta, beber de nuevo una cantidad de agua equivalente para volver a crear un excedente de líquido y, así, una nueva diuresis. Y de este modo a lo largo de todo el día, dosificando la cantidad de agua bebida en cada toma para regular la frecuencia de las micciones, de manera que sea compatible con las actividades cotidianas.

Cada persona encontrará el tipo de agua que más le convenga, siendo las más adaptadas las de baja o débil mineralización.

Aunque las mejores aguas son las que ofrecen las fuentes naturales y algunos manantiales que proponen los balnearios donde hacer beneficiosas curas.

Ejercicio físico

El *Qi Gong* o Chi Kung es mucho más que un ejercicio físico. Traducido del chino como "trabajo de la energía", el Qi Gong es una práctica energética que favorece la buena circulación de la energía vital (Qi) a través del movimiento lento del cuerpo, coordinado con la respiración y la concentración. Se trata de un arte con potentes efectos preventivos y curativos.

Practicando diversos movimientos específicos para los riñones, el Qi Gong participa en la liberación de bloqueos y en el libre fluir de la energía, favoreciendo el buen funcionamiento de los mismos.

El Qi Gong también es una buena práctica para estimular la función emuntorial del hígado, de los intestinos y de los pulmones.

Respiración

Conocida como respiración del samurái, la *respiración renal* no solamente estimula la actividad de los riñones, sino que los fortalece y tonifica gracias al efecto masaje que se obtiene sobre toda la zona lumbar. En posición sentada, inclinar el cuerpo hacia adelante y colocar las manos sobre la zona renal (los riñones se encuentran bajo los dos últimos pares de costillas). Inspirar intentando hinchar los riñones como si fueran dos pequeños globos, de manera que la expansión de la cintura empuje las manos. Durante la espiración, los riñones se deshinchan, la cintura se afina y las manos vuelven a su posición inicial. Se puede empezar con un ciclo de tres respiraciones e ir aumentando de manera progresiva. Esta respiración está contraindicada en caso de operaciones recientes y de enfermedades renales.

Técnicas manuales

Una vida sedentaria, un traumatismo, una intervención quirúrgica, parir, etc. puede provocar una ptosis renal, es decir, una movilidad anormal del riñón que puede dar lugar a un desequilibrio en su funcionamiento. La *osteopatía visceral* puede ayudar a recuperar esa movilidad y funcionalidad, de manera que el riñón pueda desempeñar su papel de filtro emuntorial

Reflexología podal

Estimular la zona refleja correspondiente siguiendo los planos que se encuentran en el *Anexo*.

Técnicas para estimular la piel

La finalidad de los drenantes cutáneos es la de provocar fuertes sudoraciones que favorezcan la eliminación de las toxinas. A menudo la piel está "cerrada" y puede llevar algo de tiempo reeducarla para que reactive su función emuntorial.

Alimentación

Los amantes del ajo, sobre todo crudo, habrán experimentado al comerlo esa sensación de calor que irradia por todo el organismo y la aparición de pequeñas perlas de sudor brotando por la frente. Ello se debe a que el ajo tiene un efecto diaforético, es decir, que hace sudar. Ocurre lo mismo con las siguientes especias: azafrán, canela, cardamomo, clavo de olor, comino, chiles, guindillas, jengibre, mostaza, nuez moscada, pimienta de Cayena, pimienta negra y otras pimientas. Se pueden añadir a la comida como condimento o prepararlas en infusión o decocción. Otros alimentos que ayudan a estimular las glándulas sudoríparas por su acción calorífica son la avena y el trigo sarraceno.

Fitoterapia

- Bardana (*Arctium lappa*): esta planta presenta una acción depurativa muy completa ya que, además de ser sudorífica, es diurética, colerética y laxante.

85

- Borraja (*Borago officinalis*): planta sudorífica y diurética, de bellas flores comestibles.

- Gordolobo (*Verbascum thapsus*): muy eficaz para provocar la sudoración acompañando afecciones pulmonares.

- Chopo (*Populus nigra*): se utilizan sus brotes en la preparación de macerados glicerinados con efecto sudorífico, diurético y antiséptico.

- Pulmonaria (*Pulmonaria officinalis*): planta análoga a la borraja, de la que también se utilizan las flores y las hojas.

- Ulmaria (*Spiraea ulmaria*): esta "reina de los prados" presenta multitud de propiedades y, entre ellas, la de estimular la sudoración.

- Saponaria (*Saponaria officinalis*): se utiliza la planta entera, tanto por vía interna para provocar la sudoración, como por vía externa en cataplasmas para el acné.

- Saúco (*Sambucus nigra*): sus flores preparadas en infusión dan una bebida muy agradable con propiedades sudoríficas y diuréticas.

- Violeta (*Viola odorata*): sus flores son sudoríficas, emolientes y expectorantes.

Aromaterapia

Los siguientes aceites esenciales presentan una acción sudorífica: enebro (*Juniperus communis*), lavanda (*Lavandula officinalis*), manzanilla (*Anthemis nobilis*), matricaria (*Matricaria chamomilla*), romero (*Rosmarinus officinalis*), tomillo (*Thymus vulgaris*). La mejor manera para utilizar estos aceites esenciales es añadirlos a un baño caliente, pero al ser inmiscibles en agua, conviene mezclarlos con una base dispersante o excipiente como puede ser un poco de gel de ducha, unas cucharadas de miel, unos puñados de sal gorda marina sin refinar, un vaso de leche en polvo o de bebida de almendra. Una vez elegida la base, se le añaden unas 20 gotas de uno de los aceites esenciales mencionados, se mezcla bien y se añade al agua del baño.

Hidroterapia

El *baño caliente hipertérmico* es un excelente medio y muy eficaz para activar la piel y provocar una sudoración abundante.

El agua de la bañera ha de estar a 37 ºC y, una vez inmerso en ella, la temperatura del baño se va aumentando progresivamente añadiendo agua caliente hasta alcanzar una temperatura de entre 39 y 42 grados, según la tolerancia de cada persona. Se debe alcanzar la temperatura que mantenga el agua bien caliente durante un buen cuarto de hora. El baño, aunque muy caliente, ha de proporcionar bienestar. Según la vitalidad, se puede tomar un baño todos los días durante dos o tres semanas o un baño cada dos o tres días durante varios meses. Conviene tomarlo por la noche, ya que favorece la relajación y el sueño.

El objetivo del baño hipertérmico es aportar mucho calor al organismo, creando una fiebre artificial que va a intensificar los metabolismos, quemar los desechos que saturan el terreno orgánico y facilitar su eliminación, al igual que una fiebre natural. Gracias al intenso calor que proporciona el baño los capilares se dilatan, la circulación sanguínea se acelera y la piel transpira, mecanismos todos ellos que van a favorecer la eliminación de toxinas. El efecto del baño hipertérmico se puede potenciar tomando una infusión de plantas sudoríficas antes o durante el baño.

Aunque se soporte bien el agua muy caliente, no hay que entrar en el baño bruscamente, sino de manera progresiva. Del mismo modo, también se saldrá del baño progresivamente o, mejor todavía, dejando que la bañera se vacíe antes de levantarse. Esta práctica de hidroterapia hipertérmica está contraindicada en caso de edema cerebral, hipertensión arterial y craneal, miocarditis, coronaritis, arritmia, flebitis, hemorroides, fragilidad capilar, deshidratación, embarazo, infección urinaria, vértigo e hipotensión arterial. En caso de varices, se puede practicar manteniendo las piernas fuera del agua.

La *sauna* es una baño de aire caliente que alcanza temperaturas muy elevadas y que se suele practicar alternando la estancia en cabina con una ducha o baño de corta duración en agua fría. El efecto de la sauna también provoca una vasodilatación que hace que la sangre vaya hacia la periferia y pueda eliminar las toxinas a través del sudor que sale por los poros abiertos de la piel. Por el contacto con el agua fría los poros se cierran y los vasos sanguíneos se contraen, intensificando así los intercambios metabólicos. Conviene evitar la sauna en caso de astenia, de hipotensión arterial y de enfermedades cutáneas infecciosas.

El *hammam* o baño turco o de vapor se basa en los mismos principios que la sauna, pero la temperatura alcanzada es menos elevada y el baño más prolongado. Suele ir seguido de un masaje. Se evitará en los mismos casos que la sauna.

Ejercicio físico

Cualquier ejercicio físico genera un aumento del calor en el organismo, que será tanto más importante cuanto más intenso y sostenido sea el ejercicio. El sudor que se genera durante la actividad física para regular la temperatura del cuerpo favorecerá también la eliminación de toxinas a través de la piel. No importa la actividad que se practique, siempre y cuando conlleve una sudoración abundante y sea placentera y adaptada a la condición física de la persona. La transpiración es más intensa si la actividad se realiza al sol, tomando las precauciones necesarias, y con ropa que favorezca la sudoración. Es necesario ducharse tras el ejercicio para limpiar la piel de los desechos eliminados.

Técnicas manuales

La *fricción o cepillado en seco* es una técnica que tiene su origen en la medicina Ayurvédica. Consiste en friccionar o cepillar la piel en un sentido determinado con ayuda de un guante de crin o un cepillo de cerdas naturales, con el objetivo principal de limpiar y estimular la piel, de activar el sistema linfático y la circulación sanguínea, liberando así las toxinas acumuladas. Se obtiene, además, una beneficiosa sensación vigorizadora debido al aumento de la energía electromagnética generado por el cepillado. El momento ideal para realizar esta práctica es por la mañana, antes de la ducha, con la piel seca y libre de cremas o lociones. Se puede realizar a diario dedicándole, al menos, 5 minutos.

El *masaje pinzado-rodado* resulta una buena técnica manual complementaria a otras técnicas de sudoración, como puede ser el hammam, ya que limpia en profundidad los poros de la piel abiertos previamente por la sudoración. Consiste en despegar la piel de las capas profundas para formar un pliegue que es rulado hacia adelante, exprimiendo las toxinas de los poros.

Técnicas para estimular los pulmones

Los métodos propuestos para activar el emuntorio pulmonar son principalmente expectorantes, ayudando al aparato respiratorio a liberarse de las sustancias coloidales mucosas y viscosas que lo obstruyen.

Alimentación

El azufre es el tercer mineral más importante del organismo y, además de jugar un papel muy importante en el buen mantenimiento de las articulaciones y de la piel, también lo tiene a nivel del aparato respiratorio por su acción desinfectante, descongestionante y antiinflamatoria. El consumo de alimentos ricos en azufre ayuda no solamente a tratar las afecciones respiratorias, sino también a activar la función emuntorial de los pulmones para poder liberarse de las sustancias tóxicas que los saturan. El azufre se encuentra en todas las coles, el brócoli, el ajo, la cebolla, el cebollino, la chalota o cebolla francesa, el puerro, el rábano (negro, rojo, picante, daikon), el nabo, la chirivía, el aguacate, el berro, el espárrago, la espinaca, la mostaza, el perejil, el arándano, la cereza, el coco y la uva, principalmente. Otros alimentos con una acción expectorante son la calabaza, el canónigo, el higo, el hinojo, el jengibre y el pomelo.

Fitoterapia

Las plantas medicinales utilizadas para el sistema respiratorio actúan fluidificando las sustancias mucoides, dilatando los alveolos y provocando la expulsión de desechos. Son plantas expectorantes (provocan la expulsión del moco tóxico), pectorales (facilitan la expectoración y calman la tos), balsámicas (suavizan la mucosa respiratoria irritada por los desechos y la tos) y fluidificantes (fluidifican los desechos para facilitar su eliminación). En estas plantas se encuentran:

- Eucalipto (*Eucalyptus globulus*): sus hojas son balsámicas, pectorales, fluidificantes y antisépticas.

- Llantén (*Plantago major, P. media, P. lanceolata*): tres tipos de llantén (mayor, mediano y menor) que purifican y fortifican las vías respiratorias.

- Orégano (*Origanum vulgare*): expectorante y fluidificante, además de sedativo antiespasmódico.

- Pino silvestre (*Pinus sylvestris*): los brotes son balsámicos y antisépticos.

- Regaliz (*Glycyrrhiza glabra*): popular raíz fluidificante y pectoral.

- Tomillo (*Thymus vulgaris*): potente planta balsámica, expectorante y antiséptica.

- Tusílago (*Tussilago farfara*): expectorante y pectoral.

- Serpol (*Thymus serpyllum*): al igual que el tomillo, planta balsámica, expectorante y antiséptica.

Aromaterapia

Los aceites esenciales para las vías respiratorias se pueden utilizar en fricciones sobre el pecho y la espalda o en inhalaciones. Ambas técnicas están descritas en los apartados *Técnicas manuales* e *Hidroterapia*, respectivamente. Las esencias más utilizadas en este caso son:

- Ajedrea (*Satureja montana*): expectorante, antiséptica y tónica general.

- Hinojo (*Foeniculum vulgare*): expectorante.

- Hisopo (*Hysopus officinalis*): pectoral y emoliente.

- Lavanda (*Lavandula officinalis*): pectoral, entre sus múltiples propiedades.

- Mejorana (*Origanum majorana*): expectorante y potente bactericida.

- Niaouli (*Melaleuca quinquenervia*): balsámico y antiviral.

- Orégano (*Origanum vulgare*): expectorante y antiséptico de las vías respiratorias.

- Pino silvestre (*Pinus sylvestris*): balsámico y potente antiséptico.

- Romero (*Rosmarinus officinalis*): pectoral y antiséptico pulmonar.

- Terebentina (resina extraída de ciertas especies de coníferas): expectorante, balsámica y antiséptica.

- Tomillo (*Thymus vulgaris*): pectoral, balsámico, expectorante y antiséptico pulmonar.

Hidroterapia

La nariz es un órgano mucho más importante de lo que se cree, llegando a realizar hasta treinta funciones diferentes. Por ella pasan cada día 16.000 litros de aire para ser filtrado y calentado antes de seguir su camino hacia los pulmones. Como consecuencia de ello, gran cantidad de impurezas y gérmenes se acumulan en los pelos oscilantes de la nariz y en la mucosa que recubre los senos nasales y las cavidades más profundas. Además de las partículas contaminantes del aire ambiente, el tabaco y una dieta rica en azúcares, lácteos y harinas refinadas, como ya se ha visto, perjudican las mucosas volviéndolas densas y espesas.

La mejor manera de limpiar la nariz y mantener los conductos nasales despejados es practicar regularmente una *ducha nasal* con ayuda de una lota. Esta milenaria técnica originaria de India consiste en hacer pasar una solución salina de agua tibia por un orificio nasal para que salga por el otro, inclinando la cabeza ligeramente hacia adelante y hacia el lado opuesto del orificio en el que se ha introducido el extremo de la lota (si está en el orificio derecho, inclinar la cabeza hacia la izquierda y viceversa). La boca se mantiene abierta para poder respirar tranquilamente. Después de pasar el agua por cada fosa nasal, soplar fuerte por ambas a la vez para terminar de expulsar el agua restante en la nariz.

De manera preventiva, se pueden realizar dos o tres sesiones por semana, de preferencia a primera hora de la mañana. En caso de congestión nasal se puede practicar a diario varias veces respetando un intervalo mínimo de dos horas entre cada sesión.

No conviene practicar el lavado nasal con lota en caso de desviación del tabique de la nariz y de predisposición a hemorragias nasales.

Las *inhalaciones* o vahos consisten en respirar profundamente el vapor que emana de una preparación acuosa de plantas o enriquecida con aceites esenciales. Si se opta por las plantas, se ha de preparar medio litro de infusión bien caliente la cual se vierte en un cuenco sobre el que se coloca la cabeza para captar los vapores sanadores de la preparación. La eficacia de la inhalación se refuerza cubriendo la cabeza y el bocal con un paño o una toalla. En caso de preferir los aceites esenciales, se vierten unas 10 gotas sobre el agua muy caliente y se procede de la misma manera. En el comercio existen inhaladores y difusores de aceites esenciales que permiten aprovechar al máximo de los beneficios que las esencias nos ofrecen.

Ejercicio físico

- Un ejercicio específico para favorecer la expulsión de las flemas y sustancias mucósicas consiste en invertir la posición del cuerpo. Cuando el cuerpo está en posición vertical, la fuerza de la gravedad hace que los desechos coloidales se acumulen en el fondo de los pulmones. Durmiendo, la posición horizontal permite a dichos desechos abandonar el fondo de los pulmones para repartirse por ellos gracias a los cilios, que van a ir barriendo los desechos hacia la salida de las vías respiratorias. Adoptando y manteniendo durante unos minutos una posición vertical invertida, es decir, la cabeza hacia abajo, se puede favorecer la eliminación.

El mejor momento para practicar esta postura es por la mañana al despertarse y, según la agilidad y flexibilidad de la persona, se puede realizar dejando caer la cabeza y el tórax por fuera de la cama, tocando el suelo con la cabeza y dejando el resto del cuerpo tumbado. También se puede suspender en una espaldera de gimnasia (tipo escalera sueca) cabeza abajo o realizar la postura de la vela en yoga. Este método es muy simple y permite liberarse de grandes cantidades de mucosidad tóxica.

- Otro ejercicio que permite limpiar y tonificar los pulmones consiste en sentarse de rodillas con las nalgas sobre los talones, espalda recta, hombros relajados y manos reposadas sobre los muslos. Soltar el aire por la boca para, seguidamente, realizar una inhalación profunda y lenta por la nariz hinchando progresivamente el vientre seguido del pecho. Inclinarse despacio hacia adelante exhalando de manera lenta y continua por la boca, con la intención de tocar el suelo con la frente, sin forzar si no se tiene la suficiente flexibilidad. Una vez soltado todo el aire, mantener la apnea con los pulmones vacíos durante unos segundos antes de incorporarse tranquilamente inhalando profundamente por la nariz y adoptar la posición inicial. Realizar el ejercicio al menos 6 veces.

- Cualquier *ejercicio aeróbico* practicado preferentemente al aire libre es beneficioso y estimulante para los pulmones: correr, ir en bicicleta, nadar, caminar, etc.

- Existe una modalidad de *Qi Gong* (Chi Kung) musical que ayuda a tonificar los pulmones y a liberar el diafragma, esencial para una buena oxigenación y eliminación de toxinas volátiles.

Respiración

- El *soplo forzado* ayuda a eliminar los desechos acumulados en los pulmones. El material necesario para esta práctica consiste en una botella vacía de un litro de capacidad y un tubo de goma de 80 cm de largo y con un diámetro interior de 0,5 cm. Llenar un tercio de la botella con agua e introducir el tubo por el cuello de la botella hasta que toque el fondo de la misma. El método consiste en realizar exhalaciones forzadas soplando por el tubo. El diámetro limitado y el agua crean una resistencia a la exhalación del aire y para vencerla hay que crear un flujo intenso de aire, arrastrando así las toxinas. Tras la exhalación, tomar aire y volver a empezar. Esta técnica también presenta la ventaja de reeducar el sistema respiratorio y favorecer la circulación sanguínea. No presenta contraindicaciones, a condición de que se practique progresivamente y sin forzar más allá de las capacidades de cada persona.

• La respiración *Kapâlabhâti* practicada en yoga consiste en una serie de contracciones rápidas y rítmicas del abdomen seguidas de una retención del aire, realizando una limpieza de los pulmones, así como de todo el sistema respiratorio. Conviene aprender esta técnica con un buen profesional de yoga, ya que puede presentar contraindicaciones.

Técnicas manuales

Los aceites esenciales con tropismo pulmonar mencionados más arriba pueden ser utilizados también en *fricciones* sobre el tórax y la espalda. Para ello, elegir uno y añadir dos gotas a una base de aceite vegetal (almendra, oliva, sésamo...) en cantidad suficiente para cubrir las zonas friccionadas, 3 veces al día.

Conviene tomar las precauciones necesarias en cuanto al uso de los aceites esenciales, sobre todo si se van a utilizar en niños, mujeres embarazadas y lactantes. Leer bien las instrucciones que deben acompañar cada frasco de aceite esencial.

Reflexología podal

Estimular la zona refleja correspondiente siguiendo los planos que se encuentran en el *Anexo*.

Otras técnicas de limpieza

- Una técnica manual que, más que limpiar, desincrusta es el *drenaje linfático manual* o masaje Vodder. Se trata de un masaje sumamente suave y lento que permite descongestionar los ganglios linfáticos y acelerar la progresión de la linfa por los vasos linfáticos. Es una técnica muy eficaz con un protocolo específico, por ello conviene recurrir a un profesional en la materia.

- La limpieza o *raspado de la lengua* es un rito ayurveda de higiene oral que remueve bacterias, toxinas, residuos de comida, hongos y células muertas de la superficie de la lengua que se han depositado durante la noche y son responsables de la fina capa blanquecina que se puede observar a primera hora de la mañana sobre la lengua.

Cuanto más saturado de toxinas esté el cuerpo, más gruesa será dicha capa y su color puede variar entre blanco, amarillo y gris. La lengua es una extensión del sistema digestivo y su aspecto permite conocer el estado de salud del mismo. Una lengua sana presenta un tono rosado, es suave, flexible, sin grietas y se mantiene ligeramente húmeda, revelando que se goza de una buena salud.

La mejor manera de realizar la limpieza de la lengua es utilizar un raspador de lengua diseñando especialmente para ello. En ayunas, extender bien la lengua y pasar el raspador suavemente de dentro hacia afuera para retirar toda la suciedad, repitiendo el proceso de 5 a 10 veces. Seguidamente, enjuagar la boca con agua.

Además de liberar la lengua de toxinas, esta técnica ayuda a combatir el mal aliento, frenar el desarrollo de caries, prevenir afecciones a nivel de las encías, evitar la reabsorción de toxinas, activar la producción de saliva, estimular la sensibilidad de las papilas gustativas y desarrollar el sentido del gusto.

- Las orejas no son órganos especializados en el filtrado y la eliminación de desechos, pero en ella se suelen acumular residuos. Para eliminarlos, existe un método muy simple y eficaz que se conoce gracias a los indios Hopi de América del Norte: las *velas auriculares*.

Estas velas de unos 20 cm de largo presentan una forma cónica y hueca al interior y están compuestas de un tejido muy ligero de algodón impregnado de cera pura de abeja, miel, propóleo, plantas medicinales pulverizadas o aceites esenciales. Para utilizarlas, reposar la cabeza de lado sobre un cojín, colocar la vela verticalmente en la entrada del conducto auditivo, encender con precaución el otro extremo de la vela y dejar que se consuma. Retirar la vela cuando esté demasiado corta y apagar el resto en un recipiente con agua. Repetir la operación con una vela nueva en el otro oído. El calor que se desprende de la combustión irradia hacia el oído proporcionando una cálida y agradable sensación. El aire caliente asciende por el interior del cilindro ejerciendo un "efecto chimenea", es decir, se crea una corriente de aspiración hacia arriba, lo cual favorece la expulsión de los desechos acumulados. Su uso está contraindicado en caso de perforación del tímpano, fiebre alta o alergia a alguno de sus componentes.

Las velas auriculares presentan diversos beneficios, además de limpiar el conducto auditivo: activa la circulación sanguínea y la linfática en el oído interno, disminuye la congestión del oído y de la nariz, previene de afecciones auriculares, alivia las cefaleas y migrañas, atenúa la neuralgia facial y del trigémino, aplaca el estrés y la agitación mental y aporta una agradable y cálida sensación de relajación.

La etapa psicológica

Esta es una etapa importante y que cabe tener en cuenta en una cura DETOX, ya que no solamente se eliminan toxinas físicas, sino también "emocionales" y "mentales". Lamentablemente, una gran mayoría de las curas propuestas por algunos nutricionistas, naturópatas, centros o blogs desatienden este aspecto, pasando por alto la visión holística del individuo.

Los bloqueos psicológicos, las emociones reprimidas y el estrés continuo son factores que pueden impedir que el proceso de desintoxicación llegue a su término de manera exitosa. Por eso es aconsejable realizar una cura DETOX en un entorno tranquilo que permita estar en contacto con la naturaleza y en compañía de un profesional capaz de gestionar las posibles crisis curativas psico-emocionales que puedan surgir.

Numerosas son las técnicas y terapias que pueden ayudar en esta etapa: actividad física placentera, arteterapia, sofrología, flores de Bach, qi gong, tai chi, yoga, hipnosis, masaje, biodanza, meditación, terapia Gestalt, PNL (programación neurolingüística), dormir, risoterapia, senderismo, musicoterapia, olfatoterapia, escuchar los sonidos de la naturaleza, constelaciones familiares, reiki, cantar, llorar, gritar...

¿Qué ocurre en el organismo durante una cura DETOX?

Durante la práctica de una cura DETOX el cuerpo está en reposo y puede ahorrar una cantidad insospechada de energía, ya que no hay esfuerzo digestivo, ni mecánico, ni secretor, ni nervioso. Dicha energía es dedicada a la activación de los emuntorios para que purifiquen, filtren y eliminen, a la regeneración tisular y a la normalización de los parámetros metabólicos. En definitiva, se utiliza de manera inteligente una energía liberada del acto de comer en beneficio de la salud.

Concretamente, durante la cura DETOX se pone en marcha una verdadera autolisis que destruye disolviendo, digiriendo y oxidando los tejidos en el orden inverso a sus cualidades, es decir, se eliminan primero los desechos y sobrecargas tóxinicas. Los órganos nobles no son prácticamente autolisados tras 40 días de ayuno. A pesar de la privación de calorías, el metabolismo consume energía incluso estando el cuerpo en reposo. Una vez agotados los azúcares disponibles, se echa mano de las reservas que pueden ser la grasa y los tejidos musculares, pero también quistes, lipomas, depósitos de colesterol, tumores y otras sobrecargas excedentarias patológicas.

También continúa la actividad a nivel de los emuntorios: el intestino sigue recibiendo las sales biliares (procedentes del filtrado hepático de la sangre y de la liberación de la bilis) y los desechos metabólicos vertidos por la propia mucosa intestinal, la cual se va regenerando profundamente. Los riñones siguen filtrando la sangre y la orina se elimina cargada de toxinas y tóxicos, aún tras varios días de cura. Los pulmones participan de manera más óptima en la gran tarea de oxidación de las sobrecargas y el olor corporal del "curista" testimonia del trabajo que realiza la piel al liberarse de la gran cantidad de toxinas que debe gestionar.

Durante una cura DETOX larga, los desechos se van liberando y eliminando empezando por los más recientes y siguiendo por los más antiguos. Así, una persona puede revivir durante la cura algunos síntomas cardíacos si, años atrás, había seguido un tratamiento para el corazón. También se puede dar el caso de que los olores corporales (aliento, sudor, heces, orina) correspondan a períodos del pasado en los que se consumía café o charcutería, por ejemplo, o se fumaba. Estas experiencias demuestran que una cura DETOX prolongada es capaz de extirpar de los tejidos esos viejos depósitos acumulados y enquistados. El organismo, al no tener casi que asimilar (o nada, en el caso del ayuno), puede consagrarse plenamente a sus funciones de eliminación y de regeneración. Se trata, pues, de un extraordinario trabajo de reciclaje.

Pero no solamente hay efectos sobre el plano físico del organismo. Desde una visión holística del ser humano, la experiencia de una cura DETOX se manifiesta también sobre el plano energético que es por donde circula la energía vital y otras energías circundantes. Las sobrecargas y toxinas más sutiles que bloquean los meridianos de acupuntura, los centros energéticos (chakras) y otros canales energéticos (nadis) son eliminadas a través de la respiración, el sudor, la orina y las heces. De ahí la necesidad de recargarse durante la cura practicando ejercicios respiratorios y entrando en contacto con los elementos vitalógenos de la naturaleza (sol, agua, aire, arcilla, rocío, árboles, mar…).

El plano emocional, que engloba las emociones, los deseos y los sentimientos, también es purificado durante la cura DETOX. Sus emuntorios naturales suelen ser los sueños, pero también las lágrimas, las risas y los gritos. Este plano se sobrecarga con las frustraciones, los miedos, las obligaciones, las inhibiciones y todo estrés que conlleve un bloqueo emocional y dichas sobrecargas también corren el riesgo de manifestarse. Por eso es importante englobar en la cura prácticas y terapias psico-emocionales que ayuden a canalizar las eventuales crisis curativas a este nivel.

En la cura DETOX, el plano que más está en "modo off" (o debería estarlo) es el plano mental. Aún así, está asociado a todos los movimientos emocionales emergentes durante la cura y, por tanto, conviene poner atención y vigilar los pensamientos limitantes, las confusiones y los desvaríos. Sin embargo, una buena gestión del mental puede resultar una perfecta herramienta de acceso a la intuición.

Cuando se vive una cura DETOX, especialmente una monodieta prolongada o un ayuno, como una experiencia transpersonal se ve claramente el efecto de la misma sobre el plano espiritual del individuo, que no es más que su interioridad más íntima y metafísica. A través de la práctica de la meditación y de la contemplación durante la cura se alcanza la purificación del cuerpo, del alma y del espíritu.

Las crisis curativas

Tanto la naturopatía como cualquier escuela higienista consideran los síntomas y manifestaciones clínicas como una expresión biológica de una inteligencia interna: la homeostasis. Hipócrates hablaba de la "natura medicatrix", Claude Bernard de "principio director" y los naturópatas de "fuerza vital", pero al final solo se trata de ese proceso regulador que se expresa a través de la salud.

Cuanto mayor es la fuerza vital, más espectaculares son los síntomas. Se trata de los trastornos agudos acompañados a menudo de fiebre, erupción, vómitos, diarrea, orina cargada..., como es el caso de las enfermedades infantiles. Los síntomas son muy centrífugos (del centro hacia el exterior). Cuando la fuerza vital decrece, los síntomas son más discretos. Son las enfermedades crónicas como una sinusitis crónica, una bronquitis crónica o un reumatismo crónico. Las manifestaciones son menos centrífugas. Cuando la fuerza vital es insuficiente los síntomas de eliminación son nulos y la enfermedad real se instala, dando lugar a un estado dañado donde las manifestaciones son de naturaleza centrípeta (hacia el interior).

Es el caso del cáncer, la esclerosis en placas, las lesiones pancreáticas, hepáticas y renales irreversibles, etc.

Durante la cura DETOX la fuerza vital se orienta prioritariamente hacia las maniobras de eliminación, favoreciendo la aparición de señales llamadas "crisis curativas" que serán proporcionales a la fuerza vital disponible, a las sobrecargas toxínicas acumuladas y al estado de los emuntorios. Las crisis curativas más frecuentes son: cansancio, debilidad, insomnio, sensación de frío, cefaleas, migrañas, lengua blanca y pastosa, mal sabor de boca, aliento cargado (incluso fétido), orina oscura y maloliente, fuerte olor corporal, palpitaciones, taquicardia, vértigo, mareo, lipotimia, granos, erupciones, sudor abundante, febrícula (pequeña fiebre), producción abundante de moco, flemas, nariz taponada, pérdidas blancas, dolor hepático, náuseas, vómitos, heces pútridas, dolores agudos, etc. No todos estos síntomas se manifiestan al mismo tiempo.

Cuanto mayor sea la vitalidad, mayores serán las crisis. Cuanto más importante sea la sobrecarga, más importante serán los signos de eliminación. Cuanto más obstruidos y bloqueados estén los emuntorios junto con una gran vitalidad, más espectaculares serán las crisis curativas.

Existe una serie de "señales de alarma" a tener en cuenta y que muestran un error en la estimación de la relación sobrecargas/vitalidad, ya sea una congestión emuntorial relacionada con un desbordamiento tóxico violento, ya sea de un límite fisiológico. Dichas señales son: insomnio persistente (más de dos noches), alucinaciones, hipotensión arterial aguda, ataque de ansiedad, crisis de acetona (producto tóxico resultante de la combustión de las grasas para obtener glucosa), crisis de tetania repetidas, arritmia, anuria (bloqueo renal), incapacidad a mantenerse en pie y a caminar. Sería insensato y peligroso proseguir la cura DETOX ante la aparición de alguna de estas señales.

También pueden surgir crisis curativas a otros niveles, principalmente emocionales y mentales, tales como fobias, obsesiones bulímicas, alucinaciones, ansiedad, arranques de ira, confusión mental, pensamientos negativos, etc. Y, al igual que ocurre sobre el plano físico, estas perturbaciones serán proporcionales a la fuerza vital de estos niveles emocional y mental y a las "sobrecargas" acumuladas.

¿Qué hacer si aparece una crisis curativa?

- Si hay mal aliento, mal sabor de boca y/o la lengua está blanquecina y pastosa, realizar una limpieza minuciosa de los dientes, las encías y la lengua, acompañada de gargarismos con una infusión de salvia o de menta, por ejemplo. Hacer ejercicios de respiración. Si el aliento huele a acetona realizar, además, un enema o una ducha rectal.

- Si el olor corporal es intenso, realizar un cepillado en seco de la piel y ducharse con más frecuencia con jabón "sin jabón" ecológico.

- Si la nariz está congestionada, realizar un lavado nasal con ayuda de la lota y practicar ejercicios respiratorios en los que se fuerce la exhalación, como el soplo forzado.

- Si hay dolor de cabeza, migraña o náuseas, colocar una bolsa de agua caliente sobre la zona hepática, tomar infusiones depurativas y favorecer el descanso y la relajación.

- Si la orina es oscura y de fuerte olor, aumentar la ingesta de agua y de infusiones diuréticas.

- Si hay insomnio, sumergirse en un baño caliente aromático antes de ir a la cama, practicar la respiración abdominal, favorecer el ejercicio físico y las actividades relajantes.

- Si hay cansancio, permitirse el tiempo para descansar, relajarse y dormir.

- Si aparece una pequeña fiebre, aplicar compresas frías sobre la frente.

- Si hay escalofríos y sensación de frío, aportar calor con ejercicio físico, baños calientes, sauna, fricciones, infusiones y con la bolsa de agua caliente sobre el hígado.

En un ayuno, si los síntomas de náuseas, vértigos y debilidad están asociados a un aliento con olor a acetona y persisten incluso habiendo hecho un enema o una ducha rectal, conviene o suspender el ayuno o tomar un poco de miel diluida en agua.

En cuanto a las crisis curativas psico-emocionales que puedan aparecer, lo ideal sería gestionarlas con la gran diversidad de técnicas y terapias que existen en este ámbito, propuestas y guiadas siempre por profesionales competentes.

La mayoría de las crisis curativas que aparecen suelen ser ligeras si se respetan las pautas a seguir y suelen desaparecer rápidamente aplicando los recursos aconsejados.

Beneficios de la cura DETOX

Los beneficios que puede aportar la práctica de una cura DETOX van a ser tanto más significativos cuanto más estricta sea la cura. Los resultados favorables y saludables de una monodieta de 3 días no son los mismos que los de un ayuno hídrico de 21 días. Sea cual sea la práctica elegida, los beneficios son:

- Un descanso digestivo global que implica un ahorro nervioso, glandular y mecánico considerable.

- Una disminución de las fermentaciones y putrefacciones intestinales que conlleva una disminución de la toxiinfección crónica (auto-envenenamiento intestinal).

- Una mejora en la función enzimática de las digestiones, dando lugar a una mejor asimilación de nutrientes.

- Un aumento de la energía vital y mejor metabolismo.

- Autolisis y reciclaje de desechos, lípidos almacenados, quistes, etc. favoreciendo los procesos de regeneración tisular.

- Un descanso en el trabajo emuntorial y un gran ahorro neurovegetativo.

- Una mejora de la energía postprandial (menos "bajones" de energía).

- Una mayor "presencia" gustativa y psicoafectiva durante las comidas ya que, sabiendo que se come menos, la psique se organiza para vivir el acto nutricional desde el "aquí y ahora".

- Un ahorro metabólico y una regeneración a nivel celular al disminuir la producción de radicales libres.

- Una corrección y mejora de los parámetros bioelectrónicos del terreno biológico según Louis-Claude Vincent (pH, oxidación/reducción y resistividad).

- Un ajuste progresivo de la relación talla/peso: los tejidos se tonifican, el cuerpo de densifica, la silueta se define y se personaliza de manera justa.

- Una probable desaparición de numerosos síntomas, principalmente digestivos, y una mejora de la salud en general.

Precauciones y contraindicaciones de la cura

DETOX

Los verdaderos peligros de una cura DETOX están relacionados principalmente a experiencias no acompañadas por practicantes y profesionales experimentados, a malas condiciones climáticas (demasiado frío o canícula), a perfiles psicológicos (fobias, comportamiento obsesivo, trastornos alimentarios...) o a un fanatismo insano.

Está absolutamente contraindicado realizar una cura DETOX en los siguientes casos:

- diabetes tipo I (insulinodependiente),
- embarazo,
- personas enfermas, fatigadas y con una gran astenia,
- miedo o fobia a hacer este tipo de cura,
- personas enfermas con medicación química (por potenciación de los medicamentos y yatrogenicidad incontrolable),
- miopatías,
- nefropatías (insuficiencia renal crónica),

- cáncer y todas las enfermedades graves si el potencial energético es peyorativo (si no hay suficiente fuerza vital, no hay autocuración).

Las siguientes contraindicaciones son relativas y van a depender de la vitalidad que presente la persona que desea realizar la cura y de la valoración del acompañador profesional:

- hipotensión arterial no crónica,
- delgadez,
- neurosis depresivas, ansiedad y trastornos alimentarios,
- trabajo físico pesado.

III.- EN LA PRÁCTICA

Para poder disfrutar al máximo de los numerosos beneficios que aporta una cura DETOX y evitar fastidiosas crisis curativas es importante respetar estas tres fases: la entrada, la cura y la salida.

La entrada a la cura DETOX

Independientemente del tipo de cura y de su duración, una cantidad significante de toxinas, desechos y sustancias tóxicas van a remontar de capas más o menos profundas para dirigirse hacia los órganos emuntorios. Es de vital importancia preparar los emuntorios para afrontar esta marea de toxinas y evitar que se obstruyan.

Primero, hay que asegurarse que los emuntorios estén bien abiertos estimulándolos y limpiándolos con las diferentes herramientas drenantes descritas hasta ahora. Por ejemplo, limpiar el hígado con plantas hepáticas, liberar los intestinos con un enema, activar la piel con una sesión de sauna o estimular los riñones con plantas diuréticas.

Segundo, conviene disminuir progresivamente la cantidad de alimentos a ingerir para permitir al organismo que se habitúe a la privación parcial o completa (según el tipo de cura) de alimentos, suprimiendo primero y por orden decreciente los que supongan un gasto energético digestivo mayor:

1. Todos los productos de origen animal: carnes, charcutería, huevos, leche, productos lácteos, pescado, marisco.
2. Todos los excitantes: café, té, tabaco, azúcar, sal, alcohol, cacao, productos químicos, etc.
3. Las proteínas vegetales: legumbres (garbanzo, judía, soja, azuki, guisante, lenteja...), quinoa, tofu, tempeh, algas de agua dulce (espirulina), algas marinas,
4. Todas las grasas, los aceites y las semillas y frutos oleaginosos (almendra, avellana, nuez, sésamo, girasol, anacardo, etc.).
5. Los cereales.
6. Las verduras y frutas cocinadas.
7. Las verduras y frutas crudas (en caso de hacer un ayuno).

Este descenso será más o menos prolongado según el tipo de cura que se haga y el tiempo de duración de la misma. Cuanto más restringida y larga sea, más durará la preparación. Sea cual sea la opción de cura DETOX elegida, la víspera se tomará una papilla celulósica que ayudará a "barrer" y vaciar los intestinos.

Es importante prepararse psicológicamente para realizar una cura DETOX, sobre todo si se trata de ayunar ya que, además de las crisis curativas físicas, también pueden aparecer crisis mentales y emocionales con la finalidad igualmente de liberar toxinas, pero a otros niveles. Por eso es aconsejable llevar a cabo una cura DETOX en un centro con personas cualificadas que puedan supervisar la evolución y guiar el proceso en un contexto propicio, lejos de las presiones laborales y de las causas de estrés cotidianas y, preferentemente, en un entorno natural en el que poder sumergirse y conectar con los elementos.

La cura DETOX propiamente dicha

Conviene siempre empezar una cura DETOX con los intestinos vacíos y saneados, por eso se aconseja además de ingerir una papilla celulósica la víspera de la cura, tomar infusiones laxantes o purgativas ligeras y realizar un enema. El primer día de la cura, practicar una ducha rectal por la mañana y otra por la noche, con el fin de vaciar el recto y provocar una acción refleja que haga avanzar las materias fecales. Esta práctica puede realizarse cada día, aunque no es necesario.

Según la cura DETOX escogida se seguirá el protocolo establecido en cuanto a la ingesta de zumos, infusiones, caldos, fruta o agua se refiere. O nada, si se trata de un ayuno seco.

He aquí algunas recomendaciones para garantizar una experiencia lo más grata y agradable posible:

- Beber (excepto en el ayuno seco) al menos un litro o un litro y medio de agua al día, natural o añadiendo unas gotas de zumo de limón recién exprimido o unas hojas de hierbabuena. No conviene beber en exceso ya que se pueden sobrecargar los riñones, ralentizando el proceso de eliminación.

- Procurar que los órganos emuntorios se mantengan "abiertos" gracias a las diferentes técnicas expuestas en este libro (cf. *La etapa emuntorial*).

- Realizar una actividad física adaptada y moderada, mejor al aire libre que en un espacio cerrado. Ejercicios de estiramiento, senderismo, paseos, qi gong (chi kung) o yoga convienen perfectamente para mantener el cuerpo físico activo, así como la circulación sanguínea y los emuntorios.

- Descansar y dormir cuando el cuerpo lo pida, tanto de noche como de día. El reposo es fundamental para disponer del máximo de energía en el proceso de eliminación y en la regeneración del organismo. Aprovechar el momento de la siesta para colocar una bolsa de agua caliente sobre el hígado.

- Relajar el mental y "distraerlo" sobre todo en las horas habituales de las comidas con algo de lectura, un masaje relajante, un paseo, un baño aromático, una meditación o una actividad creativa, por ejemplo. Las ganas de comer y la sensación de hambre desaparecen cuando se pone la concentración y la atención en otra cosa.

- Atender a las emociones que se despiertan y se liberan, manteniendo una actitud positiva y optimista en le proceso de la cura, ya que puede ser una bella oportunidad para descubrirse y sanar viejas historias estancadas. Las terapias psico-emocionales pueden ser de gran ayuda.

- Mantener bien aireada la habitación abriendo la ventana para no volver a respirar el aire viciado con las sustancias volátiles tóxicas eliminadas a través de la respiración. Practicar respiraciones profundas al aire puro.

- Evitar utilizar cremas y lociones para la piel, perfume, desodorante, maquillaje y cualquier otro producto que obstruya los poros de la piel, sobre todo si contiene sustancias sintéticas tóxicas. Mejor practicar el cepillado en seco de la piel cada mañana para una piel más sana y radiante.

- Entrar en contacto y en comunión con la naturaleza: caminar con los pies descalzos sobre la hierba húmeda por el rocío, disfrutar de un baño de sol, sentir el roce de la brisa sobre la piel, deleitarse con el aroma de las flores, contemplar el amanecer y el atardecer, abrazar un gran árbol, bañarse en el río o en el mar, escuchar el canto de los pájaros…

Una cura DETOX vivida desde la alegría y la confianza en el poder de autocuración del organismo puede llevar a experimentar una receptividad amplificada, en la que los sentidos se agudizan y se vuelven receptivos a informaciones más sutiles, convirtiéndose incluso en una vivencia mística.

La salida de la cura DETOX

Hay que tener en cuenta algunas precauciones para que los fenómenos que se han dado durante la cura DETOX no sean interrumpidos bruscamente, lo cual podría disminuir la eficacia de la práctica o incluso ser dañino para el organismo.

El sistema digestivo ha permanecido en reposo durante todo el tiempo que ha durado la cura y retomar la alimentación habitual sería un cambio muy radical que conllevaría más de un trastorno digestivo. Así pues, la reanudación alimentaria debe hacerse progresivamente, empezando por los alimentos de fácil digestión y poco irritantes, en pequeñas cantidades y poniendo toda la atención en la masticación. Se irán introduciendo los alimentos en el sentido contrario a la entrada en la cura, es decir, de los más "ligeros" a los más "densos" hasta retomar la alimentación habitual. Lo más conveniente para reemprender la alimentación es la papilla celulósica ya mencionada, pero esta vez se prepara cambiando dos o tres veces el agua de cocción y sin sal. Después se irán introduciendo poco a poco los zumos de verduras a pequeñas dosis y bien ensalivados. E ir subiendo peldaños hasta llegar a una dieta hipotóxica (dieta ancestral del Dr. Jean

Seignalet) durante unos días y a la dieta habitual. La cura DETOX puede ser una oportunidad para abandonar hábitos nocivos y adoptar una alimentación más sana y natural.

Si la entrada a la cura DETOX es importante, la salida todavía lo es más. A menudo, el proceso de autolisis continua algunos días después de la cura, si la alimentación es ligera. El movimiento de los desechos degradados desde las células hacia la sangre y los emuntorios se puede invertir bruscamente si no se respeta la reintroducción de los alimentos paso a paso, de manera que las toxinas que estaban encaminándose hacia las puertas de salida serán de nuevo arrastradas hacia el interior del cuerpo. Cuanto más larga sea la cura DETOX, más durará la reanudación alimentaria y, especialmente, en los casos de ayunos.

Cuándo hacer una cura DETOX

Hacer una cura DETOX puede ser una ocasión para dedicarse tiempo, para poner atención en lo que ocurre en nuestro cuerpo. Si nunca se ha experimentado este tipo de cura, el período de vacaciones puede ser un momento propicio combinándolo con el reposo, la oxigenación, el ejercicio físico y el contacto con los elementos de la naturaleza.

Se puede realizar una cura DETOX un día a la semana, uno a tres días al mes, durante los solsticios y los equinoccios, en cualquier cambio del ritmo de vida o, simplemente, cuando la necesidad se haga sentir. Esta necesidad se manifiesta por una falta de apetito, por una bulimia o por el deseo de estimulantes y excitantes. También puede ser beneficioso hacer una cura mientras se vive un momento emocional intenso.

Conclusión

La preservación de una salud óptima y la prevención de enfermedades dependen, en parte, de la libre circulación de nuestros fluidos internos (los humores de antaño) y del mantenimiento de la homeostasis, de manera que cada célula, tejido y órgano pueda liberarse sin esfuerzo de sus desechos metabólicos y pueda nutrirse y oxigenarse para poder realizar sus funciones vitales.

El problema adviene cuando la capacidad de limpieza del cuerpo es superada por las sobrecargas de sustancias tóxicas y de desechos, es decir, cuando se ensucia más que se limpia. A lo largo de este libro se ha visto la importancia de realizar periódicamente una cura DETOX, aunque se tenga una adecuada higiene de vida. Afortunadamente, cada vez hay más gente concienciada de ello que ha adoptado como práctica anual la cura DETOX, principalmente en primavera. Aún así, no es suficiente con esto. No conviene contentarse solamente con eliminar los desechos a medida que entran en el organismo, sino que la lógica quiere que, para empezar, se vete la entrada a todas esas sustancias que van a ensuciarlo de forma directa o indirecta.

Hay que gestionar las "salidas" y vigilar las "entradas". Ello es posible gracias a una toma de conciencia que invite a reflexionar sobre el modo de vida y de alimentación más conveniente y saludable para la persona (poniendo atención a lo que intoxica o nutre, no sólo físicamente, sino a todos los niveles), así como el desarrollo de la voluntad necesaria para ponerlo en marcha.

El cuerpo informa a través de sensaciones agradables y desagradables de la manera como es tratado. Si se atiende a esos mensajes, se consigue vivir de manera más armoniosa con el propio cuerpo y con el entorno, alcanzando una visión holística y ecológica del ser.

Anexo

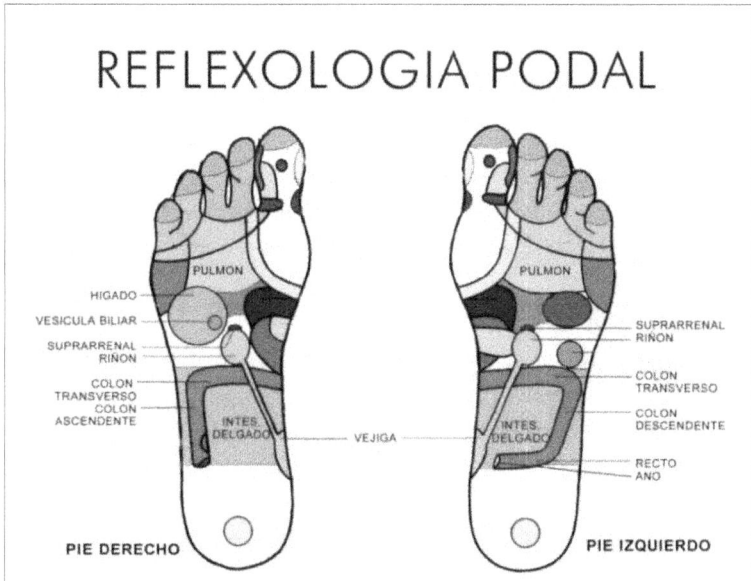

REFLEXOLOGIA PODAL

PIE DERECHO — PIE IZQUIERDO

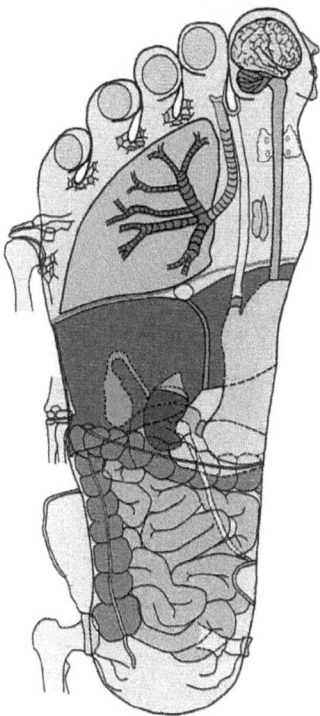

PIE DERECHO   PIE IZQUIERDO

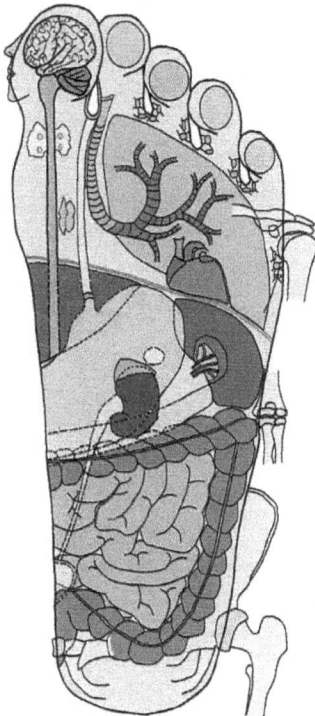

Bibliografía

Baudoux, Dominique: *2000 años que se utiliza la Aromaterapia: hoy es una medicina del porvenir*, N.A.R.D.

Doctor Soleil (1992): *Apprendre à se détoxiquer*, Éditions Vivez Soleil.

Kieffer, Daniel (2005): *Cures naturopathiques*, Éditions Grancher.

Kieffer, Daniel (2009): *La naturopathie, c'est quoi?*, Éditions Jouvence.

Kieffer, Daniel (2000): *L'homme empoisonné. Cures végétales pour liberar son corps et son esprit*, Éditions Grancher.

Kieffer, Daniel (2002): *Naturopathie. La santé pour toujours*, Éditions Grancher.

Léaud-Zachoval, Dominick (2002): *La Naturopathie au quotidien*, Éditions Quintessence.

Monnier, Dr. Georges (2001): Santé par l'hygiène intestinale. Vitaliser et dynamiser son organisme, Éditions Jouvence.

Valnet, Dr. Jean (1990): *L'aromathérapie*, Maloine S.A. Éditeur.

Valnet, Dr. Jean (1983): *La phytothérapie. Traitement des maladies par les plantes*, Maloine S.A. Éditeur.

Vasey, Christopher (2003): *Manuel de détoxication. Santé et vitalité par l'élimination des toxines,* Éditions Jouvence.

Lugares donde hacer una cura DETOX

www.buchinger-wilhelmi.com

www.instituthippocrates.com

www.jeune-bienetre.fr

www.lafuentedelgato.com

www.masqi.es

www.miayuno.es

www.tresazules.es

www.zuhaizpe.com

Redes sociales y contacto

Perfil Facebook: Eva Notario Pardo

Página Facebook: La cura DETOX por Eva Notario Pardo

Cuenta Instagram: evanotarionaturopata

Página autor Amazon: www.amazon.com/author/evanotariopardo

E-mail: naturholistica@hotmail.com

www.ingramcontent.com/pod-product-compliance
Lightning Source LLC
Chambersburg PA
CBHW060610200326
41521CB00007B/721